Галина Макарова

Рациональная тактика лечения дисметаболических состояний на примере алкогольной болезни

AF144449

Галина Макарова

Рациональная тактика лечения дисметаболических состояний на примере алкогольной болезни

LAP LAMBERT Academic Publishing

Impressum / Выходные данные

Bibliografische Information der Deutschen Nationalbibliothek: Die Deutsche Nationalbibliothek verzeichnet diese Publikation in der Deutschen Nationalbibliografie; detaillierte bibliografische Daten sind im Internet über http://dnb.d-nb.de abrufbar.

Alle in diesem Buch genannten Marken und Produktnamen unterliegen warenzeichen-, marken- oder patentrechtlichem Schutz bzw. sind Warenzeichen oder eingetragene Warenzeichen der jeweiligen Inhaber. Die Wiedergabe von Marken, Produktnamen, Gebrauchsnamen, Handelsnamen, Warenbezeichnungen u.s.w. in diesem Werk berechtigt auch ohne besondere Kennzeichnung nicht zu der Annahme, dass solche Namen im Sinne der Warenzeichen- und Markenschutzgesetzgebung als frei zu betrachten wären und daher von jedermann benutzt werden dürften.

Библиографическая информация, изданная Немецкой Национальной Библиотекой. Немецкая Национальная Библиотека включает данную публикацию в Немецкий Книжный Каталог; с подробными библиографическими данными можно ознакомиться в Интернете по адресу http://dnb.d-nb.de.

Любые названия марок и брендов, упомянутые в этой книге, принадлежат торговой марке, бренду или запатентованы и являются брендами соответствующих правообладателей. Использование названий брендов, названий товаров, торговых марок, описаний товаров, общих имён, и т.д. даже без точного упоминания в этой работе не является основанием того, что данные названия можно считать незарегистрированными под каким-либо брендом и не защищены законом о брендах и их можно использовать всем без ограничений.

Coverbild / Изображение на обложке предоставлено: www.ingimage.com

Verlag / Издатель:
LAP LAMBERT Academic Publishing
ist ein Imprint der / является торговой маркой
OmniScriptum GmbH & Co. KG
Bahnhofstraße 28, 66111 Saarbrücken, Deutschland / Германия
Email / электронная почта: info@omniscriptum.com

Herstellung: siehe letzte Seite /
Напечатано: см. последнюю страницу
ISBN: 978-3-659-51466-1

Оглавление

1. Введение   с. 3

2. Особенность ИТ дисметаболических состояний   с.10

3. ЭТ как рациональная тактика лечения дисметаболизма   с.22

4. Патофизиологическое обоснование ЭТ при алкоголизме   с. 34

5. Материалы и методы исследования   с. 46

6. Тактика ведения пациентов с АБ в 2003 г. (с преобладанием ИТ)   с. 47

7. Тактика ведения пациентов с АБ в 2008 г. (с преобладанием ЭТ)   с. 54

8. Результаты исследования   с. 60

9. Выводы   с. 62

10. Литература   с. 63

Следуя правилам физиологии, согласимся, что закономерные стадийные изменения метаболического каскада не зависят от класса нозологии. Соответственно, к носителям МС можно отнести не только пациентов с вышеуказанными болезнями, но и с такими, как: инфекционные, онкологические, токсикологические (алкоголизм, наркомания и разного рода профтоксикологии). Трудно представить, к примеру, того же онкобольного без метаболических нарушений, протекающих по всё тем же стандартным законам патофизиологии, что и при гипертонической болезни или подагре. Особенно когда формирование дисметаболического состояния уже находится на этапе анаэробных звеньев апоптозного ишемического каскада. Или скажем иначе, на заключительной стадии течения патологии, при которой индивидуальные различия в изменениях метаболизма, характерные для того или иного заболевания в его ранний период развития, практически стираются. Получается, что к носителям МС можно также причислить всех пожилых и стариков хотя, в свете сегодняшнего взгляда на МС, кому-то это утверждение может показаться неприемлемым. И всё-таки старение означает неотвратимый итог возрастных перемен в метаболизме каждого из нас, происходящих по определённым правилам биохимии и биофизики общего процесса апоптоза. Правда и то, что для возникновения дисметаболизма не всегда нужны годы. При внезапно сильном влиянии на организм (температурном, травматическом и т. д.), достаточно нескольких часов или суток от начала действия повреждающего фактора, запускающего каскад разрушения, до развития критического состояния метаболического статуса. В таких ситуациях причины и следствия, меняясь местами, усиливая друг друга, могут быстро привести к развитию крайнего дисметаболизма, который нередко заканчивается гибелью больного. Это особенно касается детей раннего возраста, причём независимо от первоначально выставленного диагноза. Даже если организм маленького человека до начала болезни не успел скопить разнообразного «багажа» обменных и структурно-

Оглавление

1. Введение   с. 3

2. Особенность ИТ дисметаболических состояний   с.10

3. ЭТ как рациональная тактика лечения дисметаболизма   с.22

4. Патофизиологическое обоснование ЭТ при алкоголизме   с. 34

5. Материалы и методы исследования   с. 46

6. Тактика ведения пациентов с АБ в 2003 г. (с преобладанием ИТ)   с. 47

7. Тактика ведения пациентов с АБ в 2008 г. (с преобладанием ЭТ)   с. 54

8. Результаты исследования   с. 60

9. Выводы   с. 62

10. Литература   с. 63

Краткое содержание

Мы ведь явно ошибаемся, если полагаем, что исключительно врач знает как помочь пациенту в тяжёлом кризисном состоянии. На самом деле всё обстоит с точностью до наоборот. Чем признаки дисметаболизма сильнее выражены, тем собственные ресурсы выживания больного превосходят коррегирующий потенциал интенсивной терапии. В предлагаемой работе сделана попытка представить рациональную тактику лечения дисметаболических состояний, которая позволяет реально снизить госпитальные осложнения и летальность.

Биография

Врач невролог. Выпускница Омского медицинского института. Данная работа написана на основе собственного врачебного опыта.

**Рациональная тактика лечения дисметаболических состояний
на примере алкогольной болезни**

Галина Макарова

врач невролог, медицинский центр «Катарсис»

г. Новосибирск

E-mail: doctormakarova@mail.ru

Цель работы. Предложение рациональной тактики лечения пациентов со сниженным запасом метаболической прочности на примере алкогольной болезни.

Ключевые слова: дисметаболизм, инфузионная терапия (ИТ), энтеральная терапия (ЭТ), алкогольная болезнь (АБ).

Введение

Предлагаемые здесь размышления продиктованы исключительно практической целесообразностью. Термин «метаболический синдром» (МС), впервые предложенный M. Heeteld и W. Lonhardt в 1981 году [7], является на сей день одним из наиболее модных в медицинском сообществе. В конце XX века о проблеме МС дискутировали исключительно кардиологи и эндокринологи, позже к ним активно присоединились представители других врачебных специальностей. Но, несмотря на междисциплинарное врачебное участие, значимость словосочетания «метаболический синдром», в практическом оздоровлении пациента, остаётся весьма туманной. Предполагается, что к настоящему времени с критериями МС окончательно определились. Наиболее известные из них - это критерии Всемирной организации здравоохранения (ВОЗ), Европейской группы по изучению инсулинорезистентности (EGIR), Национальной образовательной программы по холестерину (NCEP ATP III). Так, во всех определениях, основными компонентами МС являются: ожирение, ИТ (инсулинорезистентность), дислипидемия и артериальная гипертония (АГ) [6]. Пытка сократить весь обширный диагностический ряд до немногочисленных критериев МС вовсе не случайна. Дело в том, что диагностика и коррекция каких-то определённых симптомов (скажем, той же АГ) в современной терапии лежит в основе симптоматического подхода. Вместе с тем проведение посимптомной терапии означает намерение избавиться от тех или иных конкретных клинических признаков, а не от болезни. Это всё равно, что пытаться устранить верхушку айсберга. Однако согласно причинно-следственной связи, любые процессы (патологические не исключение), происходящие в нашем организме, взаимозависимы между собой и представляют собой единое целое. Отсюда следует, что искусственное вычленение отдельных показателей, из общей картины дисметаболизма, выглядит неубедительно. Уж коли активность каскада метаболических

3

превращений достигает ИР и дислипидемии, значит, в это же самое время присутствуют и другие, более глубинные изменения. Например, избыточное образование оксида азота, свободнорадикальных и ферментативных реакций, а также прочие отклонения от нормы, которые нельзя проигнорировать. Поскольку они вносят в формирование дисметаболического состояния основополагающую лепту, поэтому в терапевтической коррекции нуждаются в первую очередь. Так как же охарактеризовать загадочного представителя МС, если он «дожил» до ИТ, дислипидемии, ожирения и АГ? Объясняя просто, можно обладателя данных критериев рассматривать как пациента со сниженным запасом метаболической прочности. Допустимо также сказать, что носитель МС - это пациент в состоянии дисметаболизма, представляющий собой всеобъемлющий нестабильный комплекс обменных и морфофункциональных нарушений организма, поэтапно развивающийся по генетически запрограммированным механизмам аэробных и анаэробных звеньев апоптозного каскада. В этой связи и лечить таких больных надо не по отдельным симптомам, а целиком, потому как их метаболизм, в разной степени нарушенный и нестабильный, нуждается в полной коррекции.

Возникновение болезни определяется не только структурно-функциональными характеристиками клеточного материала, из которых органы и системы компонуются, кроме того, генетическими, возрастными, социальными и демографическими особенностями. Следовательно, в то время как один пациент в анамнезе имеет ожирение и АГ, другой, при той же мере нарушения метаболизма, «довольствуется» только АГ. Клеточно-молекулярные патологические изменения происходят постепенно, но однажды их количество переходит в качество. Нередко в виде нескольких болезней одновременно. Ведущее место в развитии любого заболевания отводится энергетическому состоянию метаболизма. До тех пор пока патологически преобразованные структуры организма остаются энергопотребляемыми, клинико-лабораторные маркёры могут быть проявлением гипертонической болезни, сахарного диабета II типа, жирового перерождения печени, снижения фильтрационной функции почек, ожирения, эректильной дисфункции, подагры, ишемической болезни сердца и прочее. Другими словами, это примерно тот общеизвестный перечень заболеваний, которыми страдают именно обладатели МС. Пока энергетический запас клеток достаточный, то есть нарушения находятся в пределах аэробной стадии метаболического каскада, патологические проявления названных нозологий остаются потенциально обратимыми. В особенности на начальных стадиях своего развития, благодаря здоровому образу жизни, когнетивно-поведенческой психотерапии, адекватному питанию, умеренным физическим нагрузкам и рациональной терапии. Кстати, запустить механизмы самовосстановления и справиться с комплексной задачей биокоррекции в данном случае способны также многие медицинские электроприборы. К сожалению, возможности немедикаментозной коррекции метаболизма недооцениваются, и напрасно. Всё обстоит иначе, если мы имеем дело с тем же контингентом лиц и с теми, ранее перечисленными диагнозами, но спустя какое-то время, когда патологические разрушения у них достигли анаэробных звеньев метаболического каскада и клетки тканей во многом утратили энергоёмкость. В подобных обстоятельствах можно смело говорить о синдроме эндогенной интоксикации (СЭИ). В частности, о таком критическом состоянии, как гнойно-септическое поражение органов, то есть сепсис, с наличием абсолютно энергонепотребляемых зон - некротических очагов. Это будет всё тот же МС или, просто, дисметаболизм в своей конечной стадии? Впрочем, одно без сомнения: такое состояние метаболического статуса больного требует особой осторожности в выборе тактики терапии, так как опасность необратимости морфофункциональных нарушений слишком велика и методами симптоматической терапии здесь не обойдёшься.

Следуя правилам физиологии, согласимся, что закономерные стадийные изменения метаболического каскада не зависят от класса нозологии. Соответственно, к носителям МС можно отнести не только пациентов с вышеуказанными болезнями, но и с такими, как: инфекционные, онкологические, токсикологические (алкоголизм, наркомания и разного рода профтоксикологии). Трудно представить, к примеру, того же онкобольного без метаболических нарушений, протекающих по всё тем же стандартным законам патофизиологии, что и при гипертонической болезни или подагре. Особенно когда формирование дисметаболического состояния уже находится на этапе анаэробных звеньев апоптозного ишемического каскада. Или скажем иначе, на заключительной стадии течения патологии, при которой индивидуальные различия в изменениях метаболизма, характерные для того или иного заболевания в его ранний период развития, практически стираются. Получается, что к носителям МС можно также причислить всех пожилых и стариков хотя, в свете сегодняшнего взгляда на МС, кому-то это утверждение может показаться неприемлемым. И всё-таки старение означает неотвратимый итог возрастных перемен в метаболизме каждого из нас, происходящих по определённым правилам биохимии и биофизики общего процесса апоптоза. Правда и то, что для возникновения дисметаболизма не всегда нужны годы. При внезапно сильном влиянии на организм (температурном, травматическом и т. д.), достаточно нескольких часов или суток от начала действия повреждающего фактора, запускающего каскад разрушения, до развития критического состояния метаболического статуса. В таких ситуациях причины и следствия, меняясь местами, усиливая друг друга, могут быстро привести к развитию крайнего дисметаболизма, который нередко заканчивается гибелью больного. Это особенно касается детей раннего возраста, причём независимо от первоначально выставленного диагноза. Даже если организм маленького человека до начала болезни не успел скопить разнообразного «багажа» обменных и структурно-функциональных нарушений, вместе с тем в силу незрелости и непрочности детского организма, ребёнок всё равно является пациентом особого риска.

Исходя из сказанного, видно, что широкий интерес к МС не мешает ему оставаться темой, вокруг которой довольно много путаницы. Подтверждение этому можно встретить сплошь и рядом в различных медицинских публикациях. Допустим, «цереброваскулярная патология, отягощённая МС» [13]. Меж тем, когда «метаболический синдром - это комплекс метаболических нарушений» [8], означающий что-то вроде «питательной почвы», из которой патология «произрастает», то явная нестыковка получается. Нарушенный метаболизм, по идее, никак не может «отягощать» патологию, если он является непосредственной причиной и лежит в основе её возникновения. Очевидно, современному доктору трудно быть профессионалом одновременно во всех разделах медицины. Проще из всего патологического разнообразия диагностировать и лечить какой-то конкретный симптом, а не больного как субъект самодостаточный, в котором всё между собой взаимосвязано. Появление современных стандартов симптоматической терапии во многом обусловлено делением медицины на многочисленные узкие специальности. Научные представители каждой из них считают себя вправе как можно больше «развить и углубить» теоретические разработки в рамках своего медицинского профиля. Больной и медицина вообще от этого выигрывают не всегда, так как возникают не только научные, но и наукообразные учения типа МС. Собственно, происхождение понятия МС - своего рода оправдание наличию симптоматической терапии как направления в медицине. Это ведь так просто: берём АГ как отдельный симптом и гипотензивными препаратами каждый день, с завидным постоянством, «лечим» из года в год. Тем не менее метаболический статус любого человека в тот или иной момент существования имеет свой индивидуальный запас прочности, поэтому при одинаковой клинике, применяя одни и те же симптоматические средства, мы иногда получаем абсолютно противоположный эффект. В острой, угрожающей жизни, ситуации (кровотечение, например), а особенно имея дело с метаболически стабильным пациентом молодого возраста, не возбраняется прибегнуть к временному симптоматическому лечению, которое в данном случае может поспособствовать быстрому улучшению состояния. Естественно, чем метаболизм более дезорганизован и нестабилен, тем симптоматическая терапия менее продуктивна. У лиц с кардинальными патоморфологическими нарушениями активация саморегулирующих и самовосстанавливающих функций затруднена. Можно ли считать корректным, скажем, у дисметаболического пациента с сахарным диабетом годами поддерживать целевой показатель сахара с помощью ежедневного приёма сахароснижающих средств? Во избежание хронификации патологии симптоматическая терапия, в принципе, не должна продолжаться долго даже в случае первичной манифестации болезни у человека изначально здорового, а тем более, у больного с грубым нарушением метаболизма, когда уже все патогомоничные признаки находятся в хроническом состоянии! Оказывая воздействие на одни и те же патофизиологические механизмы в течение многих лет, невозможно обеспечить возобновления нормальной работоспособности дисметаболического организма. Все же мало-мальски положительные итоги лечения отдельных симптомов у пациента такого плана всегда временные. Помимо этого, продолжительная симптоматическая терапия больного с обширным нарушением метаболизма, способствуя более быстрому истощению энергетического ресурса, гибели клеточных структур, ещё и потенцирует назначение очередного лекарственного препарата. При строго избирательном фармакологическом контроле над одними и теми же параметрами организма зачастую применяется до десяти и более лекарственных препаратов одновременно. Насколько известно, это именуется как полипрагмазия и/или полифармация. Мы почему-то полагаем, что многолетней массивной лекарственной нагрузкой на нарушенный нестабильный метаболизм обеспечиваем полноценное лечение? Конечный же результат подобного лечения - дегенеративно-дистрофическую перестройку организма в виде различных ятрогенных осложнений, в частности, лекарственного гепатита или лекарственных дискинезий и т.д., для успокоения души, нередко принимаем за итог естественного течения патологии.

Ярким образцом нерационального лечения дисметаболического пациента, страдающего болезнью Паркинсона, можно назвать регулярное восполнение дефицита дофамина посредством заместительной терапии. По-сути, больному с болезнью Паркинсона в состоянии крайне нарушенного метаболизма в течение ряда лет опять же оказываем всего лишь симптоматическое лечение. В свою очередь, доподлинно известно, что при окончательно сформировавшейся болезни Паркинсона, помимо хронической церебральной патологии с неотъемлемым дефицитом дофамина, одновременно отмечаются морфофункциональные поражения других органов: ЖКТ, зрения, мочевыделения и далее. Отчего, с высокой долей вероятности, можно предположить, что речь уже идёт о нарушении метаболизма в значительном масштабе, при котором аэробное продуцирование энергии ограничено как в главном источнике синтеза АТФ (цикле Кребса), так и в её дополнительных центрах выработки, то есть Кенади, Кора, Робертсона. С учётом выраженного энергодиффецита и клеточного дисметаболизма, ощутимый лечебный результат можно ожидать разве что при воздействии на звенья патохимического каскада средств или методов, обеспечивающих антиоксидантную защиту и мембрано-, цитопротективный эффект. Только путём активации аэробного гликолиза структурные и функциональные характеристики биомембран способны хотя бы частично стабилизироваться, синаптическая передача и транспорт нейромедиаторов улучшиться и, заодно, содержание дофамина в головном мозге повыситься. Оптимизация метаболизма, с воздействием на все звенья метаболического каскада одновременно, позволит блокировать пути апоптоза и в какой-то мере нивелировать симптоматику не только болезни Паркинсона, но и всей другой патологии, имеющейся у больного на тот момент. С другой стороны, благодаря относительно быстрому и успешному морфофункциональному восстановлению, существует возможность свести нонет необходимость назначения большого количества фармацевтических препаратов на длительный срок, минимизировав, таким способом, актуальность проблемы полипрагмазии и/или полифармации. В связи с этим терапию пациента с дисметаболизмом, которая не ставит своей целью снижение действия проапоптотических факторов и восстановление метаболизма на клеточно-молекулярном уровне, надо рассматривать как далёкое от современных научных достижений врачевание. Тем более что теоретическое естествознание на сегодняшний день уже находится на таких вершинах, где все тонкости строения и функционирования клетки - основной метаболической единицы организма уже не является информацией за семью печатями. И было бы глупо этими достижениями науки не пользоваться по-максимуму, во благо лечения каждого, отдельно взятого, больного.

Особенность ИТ дисметаболических состояний

Разумеется, мы даём себе отчёт в том, что у лиц с дисметаболизмом, априори людей нездоровых, применение нерациональной терапии будет способствовать усилению, уже имеющихся или появлению новых, признаков патологии. В частности, стоит обратить внимание на такой широко распространённый способ лечения, как инфузионная терапия (ИТ). Не один десяток лет внутрисосудистым инфузиям отводится ключевая роль в интенсивном лечении и практика показала их неоспоримые достоинства. Всё же в интересах безопасности пациента нельзя не сказать о некоторых противоречиях этого, в принципе нефизиологичного для организма, метода лечения. Используя ИТ, с сожалением приходится констатировать, что мы незаслуженно мало придаём значения состоянию метаболического статуса самого больного. А если точнее, не особо интересуемся насколько тот или иной организм в состоянии ответить на ИТ адекватной метаболической реакцией и распределить инфузируемый раствор с максимальной пользой для себя. Допустим, острый гиповолемический синдром мы имеем у пациента с нормальным или умеренно нарушенным метаболизмом. Вполне возможно, что путём внутривенного (в/в) введения небольшого объёма низкомолекулярной кристаллоидной среды нам удастся гемодинамику больного стабилизировать достаточно скоро. В этой ситуации ИТ, проводимая с конкретной целью - устранение гипотензивной клиники, выступит в роли симптоматического лечения. Быстрое достижение положительного гемодинамического эффекта с нормализацией артериального давления (АД), центрального венозного давления (ЦВД) и прочее позволит избежать чрезмерной водной нагрузки, последующей дерегуляции метаболизма и затяжного течения болезни. Представим обратное. Сколько потребуется проинфузировать такого же низкомолекулярного глюкозо-солевого раствора, чтобы оптимизировать гемодинамику только уже у больного с грубо расстроенной нейроиммунноэндокринной регулирующей системой, тяжёлыми обменными и структурно-функциональными нарушениями? В случае подобного глубокого дисметаболизма при попытке восстановить хотя бы минимальное систолическое АД, способное поддержать гемоциркуляцию, объём инфузий может на много превысить суточную норму жидкости, обычно соответствующую 2-3 литрам потребности взрослого человека. Поскольку организм, клинико-лабораторные показатели которого уже изначально находятся на уровне суб- или декомпенсации, не способен гармонично, без вреда для себя, усвоить в/в вводимый инфузат. Следовательно, нет ничего удивительного, что в результате ИТ основные витальные функции, то есть триада Кушинга: АД, частота сердечных сокращений (ЧСС) и частота

11

дыхания (ЧД) подчас остаются критическими вплоть до летального исхода данного больного. Инфузии, несущие циркуляторную нагрузку на организм с малым запасом прочности метаболизма, несомненно, увеличивают опасность появления ятрогенных госпитальных осложнений. Например, некардиального отёка лёгких или «шокового» лёгкого, который принято ещё называть респираторным дистресс-синдромом взрослых (РДСВ), нередко сопутствующий как соматическим, так и хирургическим острым состояниям, и являющийся причиной смерти 50-70% летальных случаев [5].

Проведение ИТ пациенту с выраженным нарушением метаболизма, однозначно, клинически значимый фактор риска. Данное утверждение можно убедительно обосновать с патофизиологической точки зрения. Гарантом гомеостаза, а по-другому, постоянства внутренней среды организма (Bernard C., 1974) служит адекватный водно-электролитный баланс или динамическое равновесие составов между двумя водными пространствами организма: сосудистым и внесосудистым (интерстициально-клеточным). Любое нарушение динамического равновесия составов, указанных водных секторов, всегда ведёт к дестабилизации гомеостаза. Причём будет ли нестабильное состояние гомеостаза временным (острым), длительно существующим (хроническим), либо закончится гибелью больного зависит от степени этой нестабильности и от того как скоро водно-электролитный дисбаланс между водными секторами удастся устранить. Динамическое равновесие составов двух водных пространств поддерживается с помощью активного и пассивного массопереноса жидкости и растворённых в ней веществ через биологические мембраны. Активный массоперенос осуществляется вопреки разнице концентраций веществ по обе стороны клеточной мембраны, преодолевая которую организм вынужден затрачивать определённое количество энергии. Это говорит о том, что активный массоперенос может проявлять свою дееспособность в полной мере только у пациента со стабильным метаболизмом и достаточным энергоресурсом. Пассивный массоперенос, напротив, в энергозатратах не нуждается, так как происходит в соответствии концентраций веществ на противоположных сторонах биологической мембраны, а потому является неотъемлемым признаком метаболически непрочного организма.

Дисметаболический пациент, в определённой мере, обладает следующими патологическими качествами:

-генерализованное поражение эндотелия с повышенной проницаемостью микрососудов и нарушением капиллярного кровотока;

-гипоальбуминемия;

-отрицательные эффекты антидиуретического характера (увеличение АДГ и альдостерона, нарушение первично-почечной обработки натрия).

Нет сомнения, что при таком состоянии обмена, структур и функций организма как выработка собственной энергии, так и утилизация, поступающих извне, энергонесущих средств затруднены. Кроме того, внутрисосудистое гидростатическое давление, в какой-то степени, будет всегда повышено, а осмотическое, наоборот, снижено. По причине энергодефицитности метаболизма, вектор движения, доминирующего в этом случае, пассивного массопереноса воды и содержащихся в ней субстратов, вынужден постоянно стремиться за пределы сосудистого русла, то есть в сторону интерстициально-клеточного пространства. В силу перечисленных факторов, динамическое неравенство составов водных секторов, а стало быть, длительно некомпенсируемая гиповолемия и системная гипергидратация, просто, обязаны присутствовать у любого обладателя дисметаболического статуса. Опираясь на вышеописанную физиологию, очевидна прямопропорциональная зависимость. Хронический уровень гиповолемии и гипергидратации выше у того больного, у которого дезорганизованность метаболизма и нездоровье в целом будут сильнее выражены.

На сегодня ИТ, несмотря на свою антифизиологичность, представляет собой один из наиболее востребованных способов стабилизации гомеостаза. И всё-таки, для дисметаболического пациента с характерным наличием гиповолемического и гипергидратационного синдромов, сосудистые инфузии небезобидны даже при использовании, хорошо зарекомендовавших себя в отдельных случаях, биоколлоидных плазмозаменителей - гидроксиэтилкрахмалов (ГЭКов). Крупные молекулы данных биоколлоидов, «запечатывая» поры в повреждённом эндотелии [12] и затрудняя обратное возвращение жидкости из интерстиция в сосуды, способствуют усилению гиповолемии и гипергидратации. В свою очередь, клинический опыт показывает, что последствия инфузирования низкомолекулярных глюкозо-солевых сред - базисных в ИТ, для лиц с дисметаболизмом особенно в случаях его крайнего проявления, могут оказаться ещё более неблагоприятными, чем применение ГЭКов. При этом стоит отметить, чем преобладание пассивного массопереноса над активным отчётливее, а проницаемость сосудов малого калибра выше, тем меньше препятствий существует для экстравазации инфузируемых растворов, и их депонирования в виде отёчного синдрома во внесосудистом пространстве. По мере нарастания системной гипергидратации (отёков), функциональная способность, переполненных водой и увеличенных в объёме, клеток (тканей) будет неуклонно приближаться к нулю. В ситуации всеобщей неуправляемости метаболизма, невзирая на использование иногда двух, а то и трёх, вен одновременно при выполнении ИТ, артериальная гипотензия и тканевая гипоксия стремительно прогрессируют. На фоне полного срыва ауторегуляции, когда каждая клетка организма, включая сосудистое русло, чисто механически заполнены водой до упора (как чаша «до краёв»), восстановить нужное значение АД для поддержки кровообращения с помощью ИТ, задача вполне посильная. В то же время возможно ли гемодинамические события такого рода считать нормальными, если при

14

достижении стандартных функциональных показателей гемоциркуляции ожидаемой реперфузии не происходит, то есть полноценное восстановление кровоснабжения органов и систем (питание и оксигенация) отсутствует? В нескольких исследованиях при проведении ИТ показано, что 75-80% больных имели избыток лактата - «неадекватная тканевая перфузия» в условиях нормальных АД, ЧСС и темпа диуреза [9]. Вот такая наглядная демонстрация парадоксального сочетания параметров: с одной стороны, адекватные витальные признаки (АД и т.д.), и недостаточный уровень кровоснабжения тканей - с другой. По большому счёту приведённый пример представляет собой процентное выражение псевдокоррекции гемодинамики при ИТ у пациента в состоянии критического дисметаболизма. Более того, этот показатель означает ни много ни мало, как предположительное количество больных с неадекватной перфузий, угрожаемых по госпитальным осложнениям в условиях ИТ! Кстати, псевдокоррекцию можно без труда подтвердить соответствующими лабораторными данными (уровнем гликемии, лактата, оснований, соотношением лактат/пирувата). Обобщая сказанное, необходимо признать, что применение нефизиологичной ИТ при лечении больного в состоянии глубокого дисметаболизма затрудняет следующие физиологические механизмы:

-оптимальное распределение, имеющейся в организме, жидкости с растворёнными в ней ингредиентами по двум водным пространствам, то есть достижение динамического равновесия составов каждого из них и устранение концентрационно-осмотических сдвигов;

-удаление «лишней» воды из интерстициально-клеточного пространства с нивелированием водно-электролитной перегрузки организма (отёчного синдрома);

-снабжение необходимыми питательными элементами тканей органов и систем с ликвидацией гемоперфузионной недостаточности и нормализацией полноценного функционирования.

В связи с этим существенно будет ограничено решение основных задач интенсивной терапии:

- замедление экстравазации внутрисосудистой жидкости в интерстиций;

- регресс гипергидратации;

-достижение устойчивой коррекции гемодинамики;

-восстановление фильтрационно-реабсорбсного механизма обмена веществ;

-обеспечение детоксикации;

-предупреждение гипоксии;

-купирование гиперметаболической и катаболической направленности метаболизма;

-снижение риска развития системной бактериальной инфекции;

-профилактика или устранение синдрома полиорганной недостаточности (СПОН).

Без выполнения вышеперечисленных терапевтических задач о стабилизации гомеостаза и выздоровлении пациента не может быть речи. Затяжное течение болезни увеличит сроки его пребывания в лечебном учреждении. По причине внутрибольничных осложнений, ятрогенных по своей сути, многократно возрастут материально-денежные траты на лечение и уход за таким больным. Навязывая хрупкой биологической системе методы терапии, далекие от её физиологических возможностей, видимо, не стоит надеяться на положительный результат? Клетки и органы в целом не могут до бесконечности наполняться водой и подвергаться разрушению, так как у всех структурных образований организма имеются чётко очерченные границы обратимости, за которыми начинается точка невозврата. Из-за длительной дисфункции метаболизма и, несовместимых с жизнью, осложнений пациент может погибнуть. Либо сформировавшиеся остаточные явления, у выжившего больного, приведут к стойкой инвалидизации и социально-бытовой дезадаптации, что отрицательно скажется на продолжительности и качестве жизни. Закономерно напрашивается вывод: чем состояние пациента метаболически нестабильнее, а энергетический потенциал беднее, тем больше, в силу антифизиологичности, ИТ как метод лечения будет препятствовать его выздоровлению, способствуя госпитальным осложнениям, а вместе с ними и смертельным исходам.

Изложенная здесь информация позволяет критически переосмыслить не только общепатологические, но и некоторые частные вопросы. Ни для кого не секрет, что больным в клинически тяжёлом состоянии фармакологические препараты принято вводить в/в капельно. Скажем, при сосудистых катастрофах (инсульте, инфаркте), острых инфекциях (менингите, пневмонии), в критических случаях онкологии, дегенеративных заболеваниях (рассеянном склерозе) и многих других болезнях капельное введение лекарственных препаратов применяется весьма широко. При этом в качестве инфузионного растворителя используя всё те же низкомолекулярные среды. Само собой, во всех вышеперечисленных нозологиях речь идёт о лицах с крайней нестабильным метаболизмом. Поэтому, учитывая опасность отрицательного воздействия инфузионной водной нагрузки на морфофункциональные параметры дисметаболического организма, исключить госпитальные осложнения, а то и гибель больного, вряд ли получится. Помимо прочего, на фоне негативной реакции нестабильного метаболизма на агрессивное воздействие объёмных вливаний, в итоге сами инфузируемые фармсредства могут оказаться малоэффективными. Получается, что ограничение использования некоторых лекарств, с заведомо высоким уровнем доказательности, связано ни столько с их фармакокинетикой или фармакодинамикой, сколько происходит по вине раствора, с помощью которого те поступают в организм больного! Конечно, такая незаслуженная дискредитация препарата не позволит оправдать ожидания не только от терапевтических возможностей вводимого лекарства, но, кроме того, от компенсации финансовых затрат, обеспечивших его

17

многоцентровое исследование. Стоит ли рисковать неустойчивым состоянием метаболизма пациента, а также репутацией лекарственного средства, в то время как никто вроде не отменял болюсное инфузирование, и всегда есть возможность выбора более безопасного и эффективного способа введения фармпрепарата? Ведь гораздо выгоднее, при лечении больного с непрочным метаболическим статусом, предпочтение отдать болюсному методу, при котором вместо больших объёмов (как это принято при капельной ИТ) используется ограниченное количество растворителя (20-30 мл)? А для достижения необходимой дозы лечебного препарата болюсную процедуру можно повторять, через определённые временные интервалы, неоднократно. Причём достаточно быстрая стабилизация гомеостаза, благодаря рациональному терапевтическому подходу, позволит своевременно уменьшить как дозировку, вводимого лекарства, так и количество самих в/в инфузий.

И, наконец, при современном стандартном подходе, ИТ представляет собой неотъемлемую и главную составляющую протокола интенсивной терапии при черепно-мозговой травме (ЧМТ). В мире ежегодно от ЧМТ погибает 1,5 миллиона человек и 2,4 миллиона с травмой головы становятся инвалидами [10]. Головной мозг - своеобразный компьютер, координирующий связь между различными системами организма. А потому, несмотря на небольшую массу (в среднем 1300 грамм), это чрезвычайно важный и одновременно самый уязвимый орган. Занимая всего 1-2% от массы тела, мозг потребляет до 25% энергии, прежде всего, его кора как наиболее энергозатратная часть. Нижележащие отделы головного мозга, в своей основе представленные подкорковыми ядрами и стволом, являются более древними и относительно устойчивыми к повреждению. Подкорковые образования мозга, конечно, если они сами не подверглись фатальной травматической деструкции, способны спонтанно на какое-то время «отключить» энергозависимую кору. В результате подобных изменений корково-подкорковых взаимоотношений возникает кома, означающая естественное энергосберегающее защитно-приспособительное торможение. Иными словами, кома как важнейший механизм самоуправления - это ещё далеко не конец способности головного мозга контролировать процессы восстановления организма. Во время комы путём изоляции от внешней деятельности коры, малозначащей для организма в экстренных условиях, подкорковые разделы мозга обеспечивают централизованное экономное потребление энергии. В первую очередь теми органам (кровообращение и дыхание), функции которых обеспечивают головному мозгу возможность исполнять роль регулятора до самого конца, то есть до своей биологической смерти.

Исходя из предложенных здесь рассуждений, каким бы не было терапевтическое воздействие, головной мозг всегда будет главной мишенью. Отсюда, универсальным требованием к любому лечебному мероприятию должно быть такое, которое бы преследовало щадящий подход в первую очередь к мозгу пациента. Например, ежедневная ИТ пусть в небольшом объёме (15-35 мл/кг/сут) глюкозо-солевых растворов для травмированного мозга, в состоянии отёка и угнетения метаболизма, всё равно будет излишней водной нагрузкой. Впрочем, не факт что, на фоне глубокого дисметаболизма, больному смогут гарантировать полную безопасность каллойдные крахмалосодержащие плазмозаменители. Состояние капилляров, длительно «запечатанных» крупными каллойдными молекулами, само по себе, станет препятствием (о чём уже выше говорилось) для возвращения воды из внесосудистого сектора обратно в сосудистое русло. Итак, поддерживая гиповолемию, гипергидратацию, в том числе отёк мозга, ИТ может быть непосредственной причиной продолжительной комы у лиц в посттравматическом состоянии практически независимо от свойств инфузируемой среды. Также известно, что одно из ключевых мест в ведении пациента в коме занимает аппаратное искусственное управление. Надо отдать должное специальной медицинской аппаратуре, которая во многих ситуациях позволяет индивидуально отслеживать функциональные показатели больного. Вместе с тем необоснованно длительное искусственное регулирование, не являясь физиологичным способом вмешательства, не может ни вредить жизнеспособности организма. Искусственно поддерживаемая кома, медикаментозно индуцированная высокими дозами барбитуратов и их производными якобы для улучшения кровообращения и метаболизма головного мозга, опасна тем, что при глубоком корково-подкорковом разобщении зачастую в угнетённом состоянии одновременно оказываются как кора, так и нижележащие структуры мозга. Такое тотальное неучастие головного мозга в управлении жизнедеятельностью собственного организма, когда все уровни ауторегуляции одним разом «выключаются», не может быть длительно безобидным. Поскольку никакие, даже управляемые реанимационным компьютером и, признаться, недешёвые технические ухищрения не в силах заменить оценивающие и корригирующие функции самого мозга. И мы сильно заблуждаемся, если думаем иначе. В агрессивных условиях ИТ, медикоментозной комы и аппаратного управления, возможность мозга дисметаболического пациента влиять на результат лечения будет стремиться к нулю. Таким образом, в случаях крайней разрегулированности метаболического статуса особо важно проявлять деликатность и не препятствовать, собственным ресурсам организма, восстанавливать тот структурно-функциональный минимум, который необходим для выхода больного из комы.

Затянувшийся диффузный отёк и кома для пациента с ЧМТ могут закончиться весьма плачевно. А именно, ишемическим повреждением мозга с развитием постгипоксической энцефалопатии и непоправимыми интеллектуально-мнестическими дефектами вплоть до декортикации. В силу глубокого нарушения функции коры головного мозга или её полной атрофии с необратимой гибелью, но с частично сохранённой деятельностью ретикулярной формации и подкорковых разделов, формируется хроническое вегетативное состояние (ХВС) или, по-иному, апаллический синдром. ХВС - симптомокомплекс, представляющий собой наиболее неблагоприятный вариант выхода пациента из длительной комы. Как логическое завершение грубого нарушения церебрального метаболизма, в той или иной степени, наблюдается утрата вербального контакта, речи, активных движений, психических и когнитивных функций. В общем, всего того, что напрямую связано с высшей нервной деятельностью коры мозга. Однако, при относительной дееспособности нижележащих центров головного мозга, могут сохраниться функции, поддерживающие жизнедеятельность организма (дыхательные движения, работа сердца, системный кровоток, цикл сна и бодрствования). В России нет точных статистических показателей распространения ХВС. По данным литературы, в США насчитывается 40-60 случаев вегетативного статуса на 1 млн. взрослого населения и 16-40 случаев на 1млн. детского (Л. Лихтерман, И. Климов, 2013 г.). В конечном итоге создается впечатление, что ИТ, искусственная регуляция и медикаментозное «погружение» в коматозное состояние у пациента с ЧМТ нуждается в максимальном сокращении, так как всё перечисленное играет отнюдь не последнюю роль в инвалидизации и летальности при данной патологии.

При отсутствии специальных статистических разработок и конкретных цифр трудно сказать насколько велико отрицательное значение ИТ для демографического и материально-финансового благополучия народонаселения как нашего государства, так и всего остального мира. Но то, что оно значительное - вне всяких сомнений. К тому же однажды любой из нас как потенциальный пациент может на себе испытать опасное влияние сосудистых инфузий. С учётом этой тенденции, необходимо донести мысль, что на сегодняшний день единственным способом, позволяющим хоть в какой-то степени избежать негативных последствий ИТ, является изменение тактики лечения лиц со сниженным запасом метаболической прочности.

Энтеральная терапия как рациональная тактика лечения дисметаболизма

Насколько известно из истории медицины, до наступления «эры» ИТ, способ поступления жидкости в организм больного был естественным, преимущественно через ротовую полость. В последние десятилетия сложилась практика, когда тяжёлое состояние пациента, прекома или кома - это одновременно убедительный повод как для назначения ИТ, так и для ограничения орального введения лечебно-питательных сред. На сегодняшний момент оральное (энтеральное) использование растворов не рассматривается самостоятельной полноценной терапевтической тактикой, а представляет собой всего лишь «нутриционную поддержку к ИТ». Скажем точнее, что-то вроде дополнения к основному лечению. Вместе с тем пероральное введение жидких лечебно-питательных средств даже в таком ограниченном качестве способствует:

-снижению частоты госпитальных осложнений и летальности;

-сокращению сроков пребывания пациента в лечебном учреждении;

-уменьшению стоимости лечения.

На сегодня также не редкость, когда предпочтительным выбором становится эфферентная терапия (экстра- и интракорпоральные методы гемокоррекции). При наличии профузного капиллярного «просачивания» плазмы крови у метаболически тяжёлого пациента замедлить экстравазацию, удалить токсины, и, вообще, предупредить окончательную дестабилизацию организма - проблема чрезвычайно непростая. Отчего всякое уважающее себя медучреждение, в обязанность которого входит оказание интенсивной помощи, считает своим долгом, во что бы то ни стало, создать отделение гемокоррекции, оснащённое высокотехничной дорогостоящей аппаратурой. Известно, что в основе эфферентной методики лежит попытка моделирования физиологических механизмов. Стремлению подражать естественным законам физиологии нельзя отказать в разумности. Одно смущает: при эфферентном лечении применяется всё тот же антифизиологичный сосудистый способ инфузирования сред, не имеющих полной совместимости с организмом в конкретный момент его существования. При этом корригирующая инфузия происходит с использованием ещё больших объёмов жидкости, чем при традиционной ИТ. Получается, что организм больного, накануне перегруженный массивной ИТ, в состоянии полной декомпенсации клеточного метаболизма, вновь подвергаем патофизиологической нагрузке, но уже посредством эфферентного вмешательства. Отсюда и результат неоднократных сеансов, к примеру, того же аппаратного гемодиализа будет вполне ожидаемым. Если речь идёт о человеке немолодом, метаболический статус которого изношен болезнями, то самое лучшее он станет инвалидом, а худшее - погибнуть. В то же время всё может обойтись умеренными остаточными явлениями, когда организм пациента для самовосстановления ещё имеет определённый запас физиологической прочности. Похоже, эфферентная терапия, по сравнению с ИТ, не является более щадящей, и лечебной пользы от неё тем меньше, чем дезорганизация метаболизма больного бесспорнее.

Мы ведь явно ошибаемся, если полагаем, что исключительно врач знает как помочь пациенту в тяжёлом кризисном состоянии. На самом деле всё обстоит с точностью до наоборот. Чем признаки дисметаболизма сильнее выражены, тем собственные ресурсы выживания больного превосходят коррегирующий потенциал интенсивной терапии. Даже в состоянии грубейших структурно-функциональных нарушений у больного сохраняется возможность самостоятельно устранить «сбой» в программе саморегуляции и как бы заново её «перезагрузить». Конечно, при отсутствии жизненно значимых, не подлежащих восстановлению, анатомических и морфофункциональных повреждений. Так почему бы в некоторых, бесперспективных случаях, не дать шанс больному выжить за счёт способности организма к самовосстановлению, отказавшись от организационно сложных, иногда баснословно дорогих, а главное, не всегда успешных терапевтических технологий? Здесь самое время вспомнить, что человеческий организм располагает уникальными природными данными и наша беда, что слишком мало этим пользуемся. У лиц в критическом состоянии метаболизма, действительно, есть реальная возможность движение неуправляемого массопереноса воды и растворённые в ней компоненты переориентировать из внесосудистого сектора обратно в микроциркуляторное русло. В пользу такого, вполне, физиологичного «разворота» массопереноса и ограничения экстравазации плазмы свидетельствуют следующие результаты исследования. После введения солевого раствора в ЖКТ новорождённой крысе внеклеточная жидкость перемещается в пищеварительный тракт, при этом её убыль возмещается водой из клеток [5]. Иначе говоря, ЖКТ может служить тем «центром», специально повышенной осмолярности, ориентируясь на который поток массопереноса вынужден изменить траекторию своего движения на кардинально противоположное. В ходе подобного «принудительного» течения массопереноса, из интерстиция в сторону ЖКТ, происходит генетически предопределенное распределение воды и растворённых в ней веществ по двум секторам с одновременной стабилизацией динамического равновесия их составов. В свою очередь, оптимизируются как показатели гемодинамики, так и гомеостаза в целом. Такая естественная коррекция гемодинамики позволяет не только устранить критический уровень гиповолемии и достичь целевых значений АД, ЦВД и т.д., самое важное, возобновляется полноценное кровоснабжение и оксигенация тканей. В отличие от лечения дисметаболического пациента с помощью ИТ и эфферентных методик, происходит по-настоящему адекватная реинфузия, обеспечивающая питание и работоспособность тканей организма, вследствие чего прерываются различные механизмы смерти клеток. Что же касается

24

системной гипергидратации, то, во время гармоничного распределении массопереноса по водным секторам, «лишняя» жидкость так же, естественным образом, выводится из организма. Отёчный синдром постепенно нивелируется. В интерстициально-клеточном пространстве остаётся то количество воды с растворёнными субстратами и в том соотношении, которое примерно в норме соответствует тканям данных органов и систем. В конце концов, эффективность восстановления тканевого метаболизма можно легко подтвердить лабораторными маркёрами (уровнем лактата, соотношением лактат/пирувата и прочее). В итоге отёк головного мозга тоже сходит нонет. Между структурами мозга происходит медленное восстановление нейрональных ассоциативных связей. Последнее немаловажно для нормализации деятельности нервной системы, участвующей в нейрогуморальном контроле. Одним словом, ЖКТ как центральное звено гомеостаза, при рациональном врачебном подходе, оправдывает себя полностью даже в случае критически нарушенного метаболизма. Поскольку ни что иное как функции ЖКТ посредством орального введения растворов выступают в роли естественного инструмента для «переформатирования» нарушенной программы тканевой регуляции, позволяя стабилизировать постоянство внутренней среды организма больного в течение достаточно короткого временного отрезка. Следовательно, целенаправленное оральное (энтеральное) использование жидких лечебно-питательных средств, способствующих естественному восстановлению гомеостаза, будет уместно признать самодостаточной терапевтической тактикой. Допустим, под названием энтеральная терапия (ЭТ), потому как анатомически основные коррегирующие механизмы осуществляются на уровне кишечника. Подобный физиологичный способ оптимизации метаболического статуса обладает принципиальными преимуществами: высоким профилем безопасности, малозатратностью и относительной простотой выполнения. Итак, если не подражать какой то там

25

абстрактной физиологии, тщетно пытаясь за счёт ИТ и/или эфферентных методик стабилизировать гомеостаз метаболически тяжёлого пациента, а просто взять и воспользоваться реабилитационными возможностями его же собственного организма, то всё может получиться несравнимо более результативно, общедоступно и экономно.

Безусловно, ЭТ как терапевтическая тактика необходима, прежде всего, пациенту в состоянии крайне тяжёлого дисметаболизма. Поэтапная стратегия ЭТ предполагает лечение такого больного начинать с электролитных глюкозо-солевых сред, типа регидрон (Финляндия) или тригидрон (Россия). Благодаря содержанию хлорида калия, цитрата натрия, декстрозы и прочих ионных компонентов препараты обеспечивают в полости ЖКТ необходимый уровень осмолярности. Между тем, чтобы ограничить нагрузку на ослабленный организм в начальный период проведения ЭТ, необходимо соблюдать определённые условия. Наиважнейшее из них - объём суточной нормы лечебно-питательных растворов желательно не превышать. Потом, оральные жидкие средства не могут быть гиперосмолярными и высококалорийными. И последнее: их пероральное поступление должно осуществляться дозировано и порционно. Лицам в критически тяжёлом состоянии ЭТ необходимо выполнять исключительно сипинговым способом, то есть непосредственно через ротовую полость отдельными глотками. Существуют две разновидности сипинга. Полным сипинговым методом имеет смысл воспользоваться, когда сознание и глотание у больного относительно сохранены. В случае более глубокого расстройства сознания, значительного снижения или отсутствия глотательного рефлекса уже требуется частичный сипинг, осуществляемый с помощью трубочки, шприца, зонда и прочее буквально в режиме орального капельного введения. При этом эксплуатация безусловных оральных автоматизмов (хоботкового, поискового и сосательного), активируемых приспособлениями для выполнения того же частичного сипинга, может оказаться самым простым и надёжным способом нормализации функций мозга, которые позволят пациенту выйти из комы! Разумеется, при условии, что жизненно важные структуры его организма ещё находятся в границах обратимости. Дело в том, что безусловные двигательные рефлексы, сопряженные с деятельностью подкорковых разделов мозга, у новорождённого существуют в норме, но, по мере всё большего включение в регуляторную деятельность коры, угасают в течение первого года жизни ребёнка. Однако в состоянии комы, когда кора угнетена, и нижележащие отделы головного мозга вынуждены брать на себя основную нагрузку по управлению организмом, безусловные автоматизмы заявляют о себе вновь. В конечном счёте активация оральных безусловных реакций у коматозного больного, по закону обратной связи, стимулирует возобновление функции глотания. Нейропротекция происходит фактически насильственно. Вместе с тем медленно, но процесс повреждения тканей головного мозга локализуется. Отёк мозга и другие патологические феномены, на фоне ЭТ, постепенно регрессируют. Восстановление сознания является достоверным признаком нормализации ауторегуляторных функций коры. Параллельно возобновляются все механизмы ЖКТ, участвующие в приёме и утилизации лечебно-питательных сред. Органичность ЭТ, обеспечивая относительно быстрый выход пациента из коматозного состояния, позволяет отказаться от подключения больного к аппарату искусственного жизнеобеспечения или время такого подключения максимально сократить. Это, в свою очередь, помогает избежать тяжёлой когнитивной дисфункции и прочих негативных последствий продолжительной комы.

Далее, на адаптирующем этапе лечения метаболически тяжёлого пациента целесообразно воспользоваться сбалансированными оральными смесями для клинического питания. Надо сказать, что имеется огромный выбор лечебно-питательных средств, обладающих приятным вкусом и хорошими реологическими свойствами, которые позволяют вводить их в

ЖКТ. Нутриционные продукты могут быть как общего плана, так и специально созданные для пациентов с преобладанием той или иной патологии. В том числе с учётом особенностей детского организма. Лечебное питание, применяемое в целях восстановления трофического гомеостаза, в течение длительного времени может быть единственным источником энергии и основных веществ, удовлетворяющих суточную потребность организма по всем макро- и микронутриентам. Нутрицевтики важно задействовать грамотно, опираясь на их конкретное предназначение и уровень нарушения метаболизма больного. Восстановлению биоэнергетики клеточно-интерстициальных структур у лиц с крайне тяжёлыми метаболическими нарушениями наиболее всего содействуют полуэлементные (олигомерные) лечебно-питательные препараты. Эти низкокалорийные смеси содержат незаменимые микронутриенты, которые не требуют глубокой ферментации. К примеру, Пептисорб, Нутрилон пепти ТСЦ («Нутриция» Нидерланды), Нутриэн элементаль («Нутритек» Россия), Интестамин, Фрезубин («Фрезениус» Германия), Берламин Модуляр (Берлин-Хеми/Менарини Италия). Олигомерные микронутриенты, обуславливая высокую эффективность у больных со значительно пониженной возможностью усваивать поступающие вещества, могут использоваться при нарушениях как внутриполостного, так и пристеночного пищеварения. Затем на последующих этапах лечения, по мере устранения обменных и морфофункциональных нарушений, появляется возможность перейти к введению оральных растворов более высокого калоража. Поэтапное применение оральных питательных сред, способствует не только полноценному возобновлению полифункциональной деятельности ЖКТ, равным образом профилактический и лечебный эффект распространяется на структуры и функции всего организма. Физиологичность ЭТ, создавая условия для коррекции метаболизма, обеспечивает такую мощную фармаконутритивную поддержку организму пациента, при которой удовлетворяются все его энергетические и пластические потребности. Как видим, больной имеет реальную перспективу, иногда единственную, за счёт ЭТ предотвратить окончательный метаболический хаос, профилактировать ятрогенные осложнения и смертельный исход, а по-существу, собственными силами спасти себя самого. Тем более что наш организм - саморегулирующая автономная система, располагая широким арсеналом структурно-функциональных приспособительных реакций, способна быстро меняться.

Личная врачебная практика также показала, что ЭТ является самым эффективным, безопасным и общедоступным способом стабилизации гомеостаза именно у лиц с критически нарушенным метаболизмом. К сожалению, на сегодняшний день как раз для таких состояний, как: шок, сепсис, анурия, тотальная ишемия кишечника, гиперлактатемия, тяжёлая гипоксия, ацидоз оральное применение лечебно-питательных растворов имеет относительные и абсолютные ограничения [4]. Впрочем, если учесть ряд моментов, грубое нарушение метаболизма категорически не может быть мотивацией для подобных противопоказаний. Во-первых, современные фармакологические технологии позволяют придерживаться принципа: «если ЖКТ работает - используй его, если нет - заставь его работать» [4] с помощью ЭТ. Во-вторых, ЭТ способствует оптимизации метаболизма практически независимо от тяжести состояния последнего. Другими словами, налицо все необходимые составляющие, которые могут гарантировать восстановление метаболического статуса пациента до относительно стабильного уровня. По всей видимости, вышеупомянутые противопоказания, призванные ограничить оральное введение лечебно-питательных сред больному со значительными нарушениями метаболизмом, надо рассматривать не иначе как серьёзное препятствие к его выздоровлению. Вследствие чего их, пожалуй, следует отменить. Таким образом, ЭТ, представляя собой прогрессивное направление в лечении лиц с дисметаболизмом, обоснованно нуждается в признании и широком практическом внедрении. При этом бесспорно, ИТ имеет право на своё существование, хотя применение данного лечебного метода требует определённой взвешенности, как-то:

-расчёт объёма парентеральных сосудистых инфузий необходимо осуществлять под контролем лабораторных показателей, позволяющих судить о степени нарушения метаболизма конкретного пациента;

-для больных с тяжёлой формой дисметаболических состояний сформулировать строгие ограничительные показания, вплоть до полного отказа от ИТ в пользу орального введения лечебно-питательных растворов. Справедливости ради, стоит обратить внимание на наличие объективных причин пересмотра рекомендаций и для парентерального питания (ПП), при котором используется всё тот же, «неродной» для организма, внутрисосудистый путь инфузирования жидких лечебно-питательных средств. Со всеми, отсюда вытекающими, отрицательными последствиями для пациента в состоянии дисметаболизма. Вместе с тем необходимо учитывать ситуации, когда ПП является оправданной потребностью: временное исключение желудочно-кишечного пищеварения или некоторые пороки развития.

Помимо прочего, представленный анализ позволяет по-новому взглянуть и на такую проблему международного масштаба, как шок. Существует более сотни определений шока. И всё же, с точки зрения практической медицины, шок означает полиэтиологичную (стрессиндуцированную, травматическую и прочее) острую защитную реакцию организма на сверхсильное внезапное воздействие. Несомненно, ИТ внесла путаницу не только в концепцию патогенеза и противошоковой терапии, но также в само понятие биологической сущности шока. В настоящее время шок, во многом по причине необоснованной инфузионной нагрузки, из острой оборонительной реакции превратился в более сложное патологическое явление - продолжительную болезнь (ожоговую,

30

травматическую и далее). Когда пациенты, поступающие в лечебное учреждение в состоянии шока из мест аварий и катастроф, погибают не от самой шоковой реакции как таковой, а от полиорганной патологии в результате продолжительных дисметаболических процессов. Клиницисту и морфологу теперь часто приходится иметь дело с «пролонгированным шоком» [5]. Что свидетельствует о превращении проблемы клинического шока из сугубо медицинской в социальную. Успехи терапии шока в индустриально развитых странах ещё долго могут оставаться скромными, пока однажды не поймём, что режим противошоковой терапии у пациентов, ослабленных «букетом» хронических болезней, а также малолетних или пожилых, не может быть точно таким, как у людей с устойчивым метаболическим статусом молодого и среднего возраста. По уровню запаса метаболической прочности - это отнюдь не равнозначные категории больных, а потому и к тактике лечения шока нередко требующие взаимоисключающего подхода.

По теории, результатом острой постшоковой экстравазации плазмы с её макро- и микроэлементами являются синдромы гиповолемии и гипергидратация. То есть те основные патогенетические звенья шока, которые в срочном порядке нуждаются в коррекции, поскольку именно они определяют дальнейшие нарушения кровообращения и метаболизма пострадавшего. В то же время, учитывая индивидуальный подход, ИТ как объёмовостанавливающее мероприятие далеко не при всяком состоянии метаболизма позволяет в короткие сроки нейтрализовать вышеупомянутые патогенетические звенья шока. Соответственно, так же маловероятно, что в каждом случае возникновения шоковой реакции нам удастся с помощью парентеральных инфузий стопроцентно предупредить неуправляемость метаболизма и пролонгированное развитие патологии. Диагностика «эндогенного» шока вскоре после госпитализации в стационар - это часто следствие нерационального использования ИТ в течение так называемого «золотого часа». В особенности всецело это касается лиц, соматически ослабленных изначально, с явно выраженными признаками дисметаболизма, которое всегда предполагает наличие хронических форм гиповолемии и гипергидратации. В этой связи именно метаболически неблагополучный больной, являющийся как бы уже носителем главных патогенетических звеньев шока, наиболее будет подвержен пролонгации шокового процесса! Разумеется, чем интенсивность проявления гиповолемии и гипергидратации будет разрушительней для организма, тем выше риск возникновения тяжёлых побочных эффектов, которые, как правило, и становятся причиной летальных случаев. Для того чтобы у пациента с нарушениями метаболизма, проявившимися ещё до возникновения у него шоковой реакции, избежать дальнейшей пролонгации патологии, видимо, нужен альтернативный, принципиально новый подход? Во всяком случае, логика подсказывает, что не стоит спешить с использованием нефизиологичной ИТ для форсированного заполнения сосудистого русла такого больного. Самое оптимальное будет, если гиповолемию и гипергидратацию мы устраним с помощью естественной ЭТ. А если точнее, посредством ЭТ выход из шокового состояния ускорим за счёт:

-поддержки собственной попытки организма привести в соответствие уровень метаболизма и его циркуляторное обеспечение;

-активации восстановления ОЦК, привлекая в кровоток внесосудистую жидкость организма самого больного, объём которой при шоке имеет свойство резко увеличиваться по сравнению с исходными данными;

-закрепления централизации кровообращения в адаптивном диапазоне;

-осуществления профилактики шока и ранней противошоковой терапии не только в специализированных лечебных учреждениях, а в порядке само- и взаимопомощи.

Оказывается, чтобы у того или иного обладателя тяжелого дисметаболизма не допустить превращения шоковой реакции в продолжительную болезнь, достаточно путём своевременно выполненной ЭТ минимизировать, остро возросшее в момент шока, динамическое неравенство объёма и состава водных секторов. Вместе с этим уменьшить и концентрационно-осмотические сдвиги водных пространств, причём нередко быстрее и успешнее любой высокотехнологичной методики. Конечно, всё так гладко может получиться лишь в случае, когда структурно-функциональная необратимость органов и систем ещё не наступила. Таким способом, оптимизировав гиповолемию и системную гипергидратацию - то есть основные патогенетические звенья шока, автоматически затормозим и разрушительную стадийность метаболических процессов. Следуя вышеприведённым размышлениям, напрашивается вывод, что пролонгированное течение - вовсе не обязательное свойство шока. Тем не менее не стоит забывать и о существовании таких неотложных состояний, как острая гиповолемия при кровотечении, когда только скорость выполнения ИТ может поддержать ОЦК и спасти пациента от неминуемой смерти. Однако, независимо от остроты неотложной ситуации, у лиц в состоянии глубокого дисметаболизма с целью профилактики усиления гипергидратации и появления ятрогенных осложнений всё равно необходимо стремиться к максимальному сокращению объёма инфузионных сред, особенно низкомолекулярных. Как совместить, на первый взгляд, несовместимое? Да просто, у пациента с ограниченными резервами метаболической прочности при остром кровотечении, наряду с внутривенным введением объёмозамещающих и вазоактивных средств, одновременно глюкозо-солевые растворы использовать орально. Более быстрая стабилизация гомеостаза больного, благодаря ЭТ, позволит объём ИТ сократить настолько, при котором опасность декомпенсации метаболизма будет минимальной. Итак, в противовес общепринятому представлению, можно законно предположить, что шок не должен быть продолжительной болезнью. Данная точка зрения вполне соответствует взгляду, который в своих работах настоятельно пропагандировал Бурденко Н.Н., подчёркивая, что шок - это всего лишь «реакция организма, способного жить» [5]. Речь как раз идёт о той острой патологической реакции, последствия которой нуждаются в срочной ликвидации, чтобы тем самым предотвратить длительно текущую болезнь под названием «шок» с непредсказуемыми итогами для больного. Предложенный здесь, несколько иной взгляд на давно существующую проблему шока, приобретает особое значение в свете создания единой теории шока. Потому что помогает решить те патогенетические положения, которые необходимы для построения унитарной теории шока, входящую в одну из первоочередных задач многих научных шоковых ассоциаций и в первую очередь Европейской (Мальме, 1983) и Всемирной (Монреаль, 1987).

Патофизиологическое обоснование ЭТ при алкоголизме

Алкогольная болезнь (АБ) - это заболевание, при котором длительная повторная интоксикация этанолом приводит к возникновению органических изменений в органах и системах [3]. Одной из актуальнейших проблем АБ, охватывающей наиболее трудоспособные слои населения, является высокая госпитальная смертность. Отсюда внесение изменений в лечение пациентов с алкоголизмом - жизненно важная необходимость. Если верить Российским экспертам, 40% мужского трудоспособного населения регулярно злоупотребляет спиртным, а от отравлений спиртными напитками, преимущественно суррогатами водки, ежегодно умирает порядка 500 тыс. человек [1]. АБ - одна из тех патологий, для которой характерны определённые социальные последствия: рост заболеваемости, травматизма, суицидов и прочее. Риск самоубийств в этой группе в 200 раз выше, чем среди населения в целом. «Алкогольные» самоубийства характерны для 45-54 летнего возраста. 60-70% злоупотребляющих алкоголем умирают до достижения 50 лет. [11]. У алкоголиков смертность от рака всех локализаций на 25% больше средней в популяции [3]. Словом, алкоголизм находится в числе наиболее важных причин преждевременной смертности, инвалидности и временной нетрудоспособности во всём мире. АБ в своём течении проходит три стадии [3]:

I стадия. Характеризуется систематическим употреблением алкоголя, психологической зависимостью, снижением ситуационного контроля, повышением толерантности к алкоголю (исчезновение рвотного рефлекса), функциональным расстройством физического состояния и психики. Приблизительная продолжительность стадии 10 лет.

II стадия. Проявляется физической зависимостью и наивысшей толерантностью к алкоголю, запоями, синдром похмелья, наличием эмоциональных и поведенческих проблем, присоединением алкогольных психозов, нарушением памяти и когнетивным снижением, поражением периферической нервной системы в виде алкоголь-индуцированной полинейропатии. Стадия длится 5-15 лет.

Ш стадия. Итог многолетнего токсического действия алкоголя, для которого свойственно: усиление физической зависимости, развитие тяжёлого абстинентного синдрома, низкая толерантность к алкоголю (возвращение рвотного рефлекса), снижение повседневной функциональной активности, нарастание слабоумия, социальная деградация личности, усиление признаков полинейропатии.

Алкоголизм - патология с характерным дисметаболизмом и полиморфизмом поражения. В основе патогенеза заболевания лежит сочетание как экзогенной интоксикации (алкоголь и его суррогаты), так и эндогенной (продукты дисметаболизма). Этанол, в процессе утилизации, через ряд промежуточных этапов превращается в продукт неполного распада - ацетальдегид, являющийся высокотоксичным веществом, поскольку превосходит действие самого этилового спирта в 5-10 раз. Суммарное токсическое воздействие на организм больного, при регулярном злоупотреблении алкогольными напитками, постепенно нарастает. Существуют определённые органы - мишени, которые поражаются наиболее рано. Прежде всего, печень - входные ворота для всех токсинов, поступающих в организм, поджелудочная железа, сердце, лёгкие. Но всё-таки начальным звеном, в развитии органных расстройств, является нарушение нейрорегуляции, так как первый удар алкоголя принимают на себя нервные клетки (фармакологический эффект опьянения). Прогрессирование дисметаболизма у лиц с АБ происходит последовательно. Запускается универсальная патофизиологическая реакция воспаления с активацией ишемического каскада метаболических процессов. На фоне системного воспалительного ответа, медиаторы воспаления способствуют снижению производительности «натрий-калиевого» насоса, дегенерации клеточной протоплазмы и дальнейшим цитопатологическим реакциям с неотъемлемым энергодефицитом и оксидативным стрессом. В результате гипоксического поражения ряда клеток, в том числе эндотелиальных, происходит дисфункция сосудистого эндотелия. Повышение порозности базальной мембраны эпителиального слоя микрососудов и парез микрососудистого русла ухудшают параметры микроциркуляторного кровотока. Создаются идеальные условия для неконтролируемого перехода плазмы и её элементов в интерстициальное пространство. «Наводнение» интерстиция способствует гипергидратации клеточных структур - цитотоксическому отёку с последующей деструкцией. Аналогичный патоморфологический механизм наблюдается и в головном мозге больного алкоголизмом. В норме клетки мозга находятся под надёжной защитой клеточной мембраны и гематоэнцефалического барьера (ГЭБ). Вместе с тем постоянное воздействие интоксикации способствует повышению проницаемости естественных барьеров. В результате проникновения воды и токсинов внутрь клеток постепенно формируется отёк - набухание мозга, вначале протекающий бессимптомно. Какое-то время организму удаётся сохранять жизнедеятельность клеток на уровне функциональных нарушений, то есть без необратимых структурных изменений. Для периода относительной компенсации, который соответствует I и началу II стадиям АБ характерны биполярные расстройства, типа астеноневротического и тревожно-депрессивного синдромов. Больного беспокоят жалобы на раздражительность, повышенную утомляемость, общую слабость, эмоциональную лябильность, истощаемость, снижение работоспособности и концентрации внимания. Депрессия и алкоголь взаимоутяжеляющие состояния, нередко приводящие к суицидам. Депрессия может быть как самостоятельным заболеванием, так и синдромом какого-либо другого, чаще более серьёзного расстройства (наркомании, шизофрении, органического поражения головного мозга). Клиницисты насчитывают более 70 видов депрессии: адинамическая, ажитированная, алкогольная и т.д. [14].

С углублением дисметаболизма постепенно формируется II стадия АБ. Замедление кровотока и капиллярная «утечка», в конце концов, приводят к нарушению объёма и ионного состава водных секторов. Обеднение сосудистого сектора, в пользу внесосудистого, оборачивается стойким нарушением динамического равновесия составов водных пространств, то есть хронической задержкой жидкости в тканях и некомпенсируемой гиповолемией. Токсическое набухание структур мозга, деструкция важнейших компонентов ГЭБ (эндотелия и клеток микроглии) обеспечивает циркуляцию мозговых антигенов через гистогематический барьер в кровь, где к ним вырабатываются антитела. В свою очередь, с проникновением антител в мозг, воспалительная реакция приобретает аутоиммунный характер. Возникает замкнутый порочный круг, разрушающий клетки головного мозга и препятствующий нейрогенезу. Значительное структурное повреждение мозга в виде множественных нейродистрофических очагов отмечается по данным нейровизуализации (компьютерной и магнитно-резонансной томографии). Несмотря на это когнитивный статус больного остаётся относительно сохранным. Постепенно нарушается и отток ликвора с повышением интракраниального венозного давления (ИВД) лёгких или умеренных форм. Вырисовываются клинические признаки гипертензионно-гидроцефального синдрома, которые по большей части дают о себе знать цефалгическим синдромом различной интенсивности, а также зрительными нарушениями от краткосрочного затуманивания до выпадения полей зрения. Возможно появление, или усиление уже имеющихся, жалоб миофасциального свойства и объективной клиники повреждения периферической нервной системы в виде полинейропатии. При окончательно сформировавшейся АБ, на фоне метаболической и полиорганной недостаточности, существует риск развития психоза.

Алкогольный психоз обычно возникает в период абстиненции в результате отмены или снижения дозы алкоголя. Из алкогольных психозов наиболее часто встречаются: делирий (белая горячка) и галлюцинозы, бред составляет примерно 1% [3]. Острый психоз - краткосрочное расстройство сознания как результат крайне тяжёлого дисметаболизма. Впрочем, важный нюанс, психоз не уникальное явление для АБ, а скорее, универсальное отражение метаболической несостоятельности организма и мозга в частности. Психозы, подобные алкогольному делирию, возможны при любой другой патологии, протекающей с глубоким нарушением обмена веществ, функций и пластичности головного мозга. Примерно такой же, как при алкоголизме, а иногда единственный, эпизод острого психоза может быть в послеоперационном периоде, при перитоните, сепсисе, РДСВ, гистозе и прочее. Что ещё раз указывает на то, что психоз, по-сути, является ничем иным как «бунтом» клеток мозга, отражением грубого дисметаболизма в виде психопродукции, судорожных припадков, вегетосоматических нарушений. В зависимости от численности и локализации очагов поражения мозга, клиника психоза может иметь некую вариабельность нейропсихологических и соматических проявлений. Тем не менее картина

38

острого психоза достаточно типичная. Наблюдается волнообразное течение, с моментами усиления или ослабления интенсивности симптоматики в течение суток. С пациентом, не имеющим вроде бы афатических нарушений, контакт затруднён или невозможен. Если на обращенные вопросы он всё-таки отвечает, то большей частью не по-существу, поскольку дезориентирован и не может сообщить сколько-нибудь связно о себе, времени, месте и окружающих людях. Отмечаются поведенческие и эмоциональные расстройства. Настроение меняется от апатии и страха к удивлению и эйфории. Мимика чрезвычайно выразительна. С выкрикиванием отдельных слов, больной может быстро, отрывочно и невнятно говорить, плакать, просить о помощи. Испытывая зрительные галлюцинации, реже слуховые, обонятельные и тактильные, он подозрителен, тревожен, озирается по сторонам, неусидчив, иногда пытается куда-то бежать или хватать кого-то руками, неожиданно совершать импульсивные поступки и принимать трагические позы. Характерно постепенное погружение в тяжелое психотическое состояние, в котором пациент может находиться в течение нескольких дней. Физический статус тоже страдает. Температура повышена, пульс ускорен. Язык сухой, обложен. Склеры глаз инъецированы. Движение глазных яблок затруднено. Возможен крупноразмашистый горизонтальный нистагм. Реакция на свет ослаблена. Присутствуют автоматизмы. Мышечный тонус неравномерный, можно увидеть рефлекторные сокращения мимических мышц лица, кончика языка, век. Отмечается тремор пальцев вытянутых рук и всего тела, неустойчивость в позе Ромберга. Чувствительность к тактильным раздражителям повышена. Сухожильные рефлексы оживлены, зоны их расширены. Гипергидроз стойкий, дермографизм красный, разлитой.

В случае систематического отравления организма алкоголем неизбежен переход к формированию III стадии болезни - самой разрушительной. Концентрационно-осмотические сдвиги между водными секторами неуклонно нарастают. От недостатка кровоснабжения страдают все органы и системы. Уменьшается сердечный выброс, растёт артериальная гипотензия, повышается ЦВД и прочие. Для улучшения циркуляции крови через жизненноважные органы (мозг и легочно-сердечный комплекс) необходима централизация кровообращения. Корригируя ёмкость сосудистого русла, в соответствии с неуклонно сокращающимся ОЦК, организм постоянно вынужден отвечать прессорной реакцией, то есть выбросом катехоламинов (адреналина, норадреналина), альдостерона, антидиуретического гормона надпочечников (стресс-реакция). Темп диуреза замедляется, нарастает надпочечниковая недостаточность и начальные проявления ДВС - синдрома в виде гемоконцентрации. Гипоксия мозга, макро- и микрососудистые нарушения церебральной гемодинамики усиливаются. Мозговое перфузионное давление, которое для обеспечения метаболизма мозга должно быть не менее 80-70 мм рт. ст., постепенно снижается. С ростом гипоксемии и активации катехоламинами гликонеогенеза, высвобождается неионизированный аммиак - мощный нейротропный яд, легко проникающий через ГЭБ и способствующий нарушению механизма глутаматной нейротрансмиссии, избытку изменённого глутамата, токсически опасного. Падение скорости окисления глюкозы и синтеза АТФ приводит к росту энергетического голода нейронов, дефициту, важной для деятельности центральной нервной системы (ЦНС), гамма - аминомасленной кислоты (ГАМК). Повышенный катаболизм белка сопровождается поступлением в мозг ароматических аминокислот. Все эти явления, глубоко затрагивая различные структуры мозга, нарушая их нейродинамические и нейрорепаративные характеристики, усугубляют осмотический отёк и дегенеративное поражение тканей. Возникает опасность развития картины печёночной энцефалопатии (в случае АБ - энцефалопатии Вернике).

Алкогольная энцефалопатия Вернике развивается во II-III стадиях заболевания как итог глубокого дисметаболизма и дисфункции мозга.

40

Причём у женщин раньше, чем у мужчин. Энцефалопатия возникает при затяжных, продолжающихся неделями и месяцами, запоях, после эпизода отмены или снижения дозы алкоголя. В пользу алкогольной энцефалопатии свидетельствует острое начало и медленное прогрессирование в дальнейшем, тревожно-депрессивный фон настроения и оглушённость сознания. Наряду с этим, могут быть генерализованные или фокальные эпиприпадки. Наблюдается эмоциональная истощаемость, нарушение исполнительных функций, неспособность запоминать, сохранять и воспроизводить информацию. Поведение больного вялое, малоподвижное, мимика однообразная. Вербальная коммуникабельность затруднена. Жалобы на головную боль, головокружение. Психотическая симптоматика, как правило, сочетается с системными соматоневрологическими нарушениями, которые нередко в клинике энцефалопатии занимают ведущее место. В острый период характерна лихорадка с подъёмом температуры до высоких цифр, пульс частый (тахикардия покоя), АД нестабильно. Отмечается влажность и гиперемия кожных покровов. Лицо одутловатое, язык обложен налетом. Можно наблюдать фибриллярные подёргивания мышц лица. Наклон головы к груди, при выполнении приема Кернига, обнаруживает лёгкую ригидность мышц затылка, что создает впечатление о наличии менингиального синдрома. Имеются зрачковые расстройства, диплопия, нистагм. Речь бывает смазанной, дизартричной. Обнаруживаются безусловные автоматизмы: хоботковый рефлекс, симптом Маринеско-Родовичи. Движения неточные, при стоянии и ходьбе выявляются атактические расстройства. Мышечный тонус отдельных групп мышц в форме гипер- или гипотонии. Характерны трофические нарушения, разнообразные чувствительные расстройства, анизорефлексия со снижением кожных брюшных рефлексов.

Надо полагать, на заключительных этапах течения АБ анаэробный тип метаболизма больного превалирует над аэробным. Хроническая алкогольная интоксикация поддерживает состояние метаболического дефицита. Как достоверный индикатор энергетической несостоятельности клеток - рост концентрации лактата (молочной кислоты) в сыворотке крови и тканях, свидетельствующий о сдвиге кислотно-основного состояния (КОС) в сторону метаболического ацидоза. Системные нейрогуморальные изменения способствуют извращению чувствительности миокарда и сосудов к катехоламинам, обуславливая децентрализацию кровообращения и усиление гипоциркуляции. В рамках декомпенсации плазменной системы, реологические свойства крови и кровоснабжение тканей ухудшаются. Нарастают дистрофические изменения, некробиоз, появляются эрозии, язвы в ЖКТ и прочее. Формируется полиорганная несостоятельность. В результате иммунной недостаточности и низких компенсаторных возможностей организма, присоединением бактериальной интоксикации и гнойно-септических осложнений, патологические проявления дисметаболизма достигают своей максимальной выразительности.

Основные принципы лечения АБ

Лечение больного алкоголизмом, очевидно, как любого обладателя дисметаболического статуса, независимо от нозологической группы заболевания, может быть только тогда по-настоящему результативным, когда терапевтические мероприятия позволяют минимизировать нейрохимический и нейрофизиологический дисбаланс клеточных структур. Если сказать коротко, в ходе лечения необходимо пытаться, насколько возможно, устранить нарушения метаболизма вообще и мозга в частности. А ввиду того, что мозг больного с АБ, в той или иной мере, прибывает в состоянии дисметаболической энцефалопатии, следует предостеречь от назначения избыточных доз антипсихотиков (нейролептиков, транквилизаторов и прочее). Упомянутые вещества, аккумулируясь в тканях, служат источником дополнительной интоксикации и торможения функции клеток, а потому сами способны вызывать прогностически неблагоприятные изменения как со стоны головного мозга, так и прочих органов и систем. Помимо этого, большинство психоактивных веществ являются исключительно симптоматическими средствами, а стало быть, положительный эффект от их применения у дисметаболического пациента с АБ будет всегда кратковременным. К примеру, бессмысленно панические атаки устранять трициклическими антидепрессантами, когда поражение промежуточного мозга больного, страдающего алкоголизмом, уже носит не функциональный, а органический (нейродегенеративный) характер. И если мы действительно хотим получить какой-то церебропротективный эффект, к терапии необходимо подключать нейрометаболические средства (методы), которые способны оздоравливать метаболизм мозга путём повышения энергоёмкости его клеток.

Понятно, что одним из самых безопасных и эффективных способов оптимизации водно-электролитного баланса и гомеостаза в целом у лиц с дисметаболизмом, с АБ в том числе, является оральное введение жидких лечебно-питательных препаратов. Но по факту в течение многих последних лет ИТ - это та первоочередная процедура с использованием, как правило, низкомолекулярных сред, которую было принято выполнять больному с алкогольным заболеванием в первые часы его госпитализации в лечебное учреждение. Причём при выборе объёма инфузата вряд ли где-то и кем-то учитывалось негативное воздействие ИТ на структурно-функциональное состояние дисметаболического пациента с АБ. Следовательно, в ходе инфузионного лечения нельзя исключить ни излишней водной нагрузки, ни роста гипергидратации, а значит, и полиорганных осложнений, в результате которых больные с алкоголизмом наиболее часто погибают. Складывается впечатление, что вклад ИТ в статистику высокой госпитальной летальности при АБ наверняка весомый. С этих позиций любая попытка как-то уменьшить агрессию терапии должна приветствоваться. Скажем, частичная или полная, в зависимости от уровня нарушения метаболизма, замена внутривенного введения растворов на оральное.

Стоит также заострить внимание на том, что успешность купирования психопродукции и восстановление метаболического статуса у лиц с алкогольным заболеванием в немалой степени зависит от полноценного сна. Медикаментозный сон, вызванный с помощью лекарственных средств, представляет собой один из наиболее эффективных способов психосоматической терапии. Использование медикаментозного сна с лечебной целью разумно уже потому что, в отличие от медикаментозно индуцированной искусственной комы, при нём не происходит полного синхронного угнетения регуляторных центров коры и нижележащих отделов головного мозга, то есть не бывает «отключения» одновременно всех уровней саморегуляции. Оставлять организм полностью без ауторегуляции, да ещё продолжительное время - чревато удручающими последствиями. К примеру, в некоторых случаях искусственной комы, когда больной одномоментно и надолго лишается всех источников самоуправления, всё может завершиться вегетативным статусом. Только мозг самого человека объективно «знает» (пусть даже на уровне подкорки), в какой конкретной помощи нуждается его организм в тот или иной момент своего существования. Кратковременное медикаментозное отключение коры в течение сна позволяет нижележащим отделам головного мозга более продуктивно управлять восстановительными процессами организма. Интересны следующие результаты. Из 504 больных алкогольными психозами, леченных с использованием медикаментозного сна, ни один пациент не умер, не было и осложнений [2]. В подавляющем большинстве сон можно обеспечить с помощью относительно небольшой дозы транквилизатора. В то же время, несмотря на осознание всей опасности нейролептиков для лиц в состоянии глубокого дисметаболизма, их однократное применение, лишь с целью ускорения наступления сна в случае бурного проявления психоза, следует признать оправданным.

Лечение тяжёлой интоксикации, независимо от того какими ядами произошло отравление, задача всегда трудновыполнимая. Больному в токсическом состоянии интенсивную терапию надлежит оказывать в условиях отделения реанимации с мультидисциплинарным подходом и привлечением докторов разных специализаций, прежде всего, врачей интенсивистов. Подобное требование, на фоне системной гипергидратации и низких адаптационных резервов критически тяжёлого состояния организма, в первую очередь продиктовано возможностью развития опасных для жизни осложнений. Например, реанимационному пациенту с отёчным синдромом (отёком головного мозга в том числе), при вклинении миндаликов в затылочное отверстие, угрожает летальный исход. Особенно это становится актуальным при усилении гипергидратации во время выполнения больному ИТ. Но при лечении тяжёлых состояний при алкоголизме не всё так однозначно. Во всяком случае, хотелось бы акцентировать внимание на том, что если лицам после воздействия промышленных или бытовых ядовитых веществ лечебная помощь обеспечивается в токсикологическом центре, то больных с алкогольной интоксикацией преимущественно госпитализируют в неспециализированные отделения. Практически стало нормой, когда пациенты с алкоголизмом зачастую (а при наличии острого психоза, вообще, безоговорочно) поступают в психиатрические больницы, где лабораторная и аппаратная службы не всегда соответствуют должному уровню, нет необходимого оснащения и организационных основ для интенсивной помощи. Такое положение складывалось в течение не одного года. Возможно, дезориентирует и сбивает с толку наличие у больных с АБ психотропной симптоматики? И всё-таки любая психотическая клиника всегда обусловлена определённым метаболическим дефицитом. В силу этого алкоголики даже при наличии психоза - это прежде дисметаболические пациенты, а уж потом подопечные психиатра. Отчего лечение больного алкоголизмом, параллельно с купированием психотропной симптоматики,

45

должно быть направлено на восстановление метаболизма антиоксидантными и цитопротективными средствами или методами. Учитывая, что на сегодня в неотложной медицине отмечается большое количество обращений с характерной для алкогольного заболевания спецификой (дисметаболизмом, вероятностью возникновения психоза и, смертельно опасных, осложнений), имеет смысл создать профильные центры интенсивной терапии конкретно для этой группы пациентов. При этом желательно, чтобы лечебная тактика больных данного учреждения строилась с учётом вышеописанных предложений. В противном случае по-прежнему будет трудно избежать высоких показателей госпитальных осложнений и летальности среди лиц этой категории заболевания, а все здешние размышления по поводу АБ так и останутся невостребованной теорией.

Материалы и методы исследования

Целью исследования было сравнение эффективности двух схем лечения пациентов с АБ. Тактика терапии менялась постепенно. Итоговые результаты лечения продемонстрированы за два года (2003 и 2008 г.г.) с интервалом в пять лет. Работа осуществлялась в условиях стационара психиатрической больнице №3 города Новосибирска. Всем пациентам при госпитализации проводилось: стандартное клиническое обследование, включающее оценку жалоб, психологического и объективного состояния, а также лабораторно-инструментальное исследование (в пределах возможности данного лечебного учреждения). Больные представлены двумя группами. Первая группа из 1093 человек, получивших в 2003 году курс терапии с преобладанием ИТ. Вторая - группа сравнения, состоящая из 1090 человек, пролеченных в 2008 году, в схеме терапии которых уже превалировал энтеральный способ стабилизации водно-электролитного баланса, то есть ЭТ. Исследуемые пациенты обеих групп исходно были сопоставимы по основополагающим характеристикам. Критериями включения больных в исследование были следующие: диагноз

АБ, морфофункциональное нарушение (I-III стадии), наличие или отсутствие алкогольного опьянения, острого психоза, энцефалопатии Вернике, корсаковского синдрома. При формировании подгрупп учитывался возраст пациентов, в то же время по половому признаку достоверного различия не было.

Тактика ведения пациентов с АБ в 2003 г. (с преобладанием ИТ)

Основной задачей лечения больного с АБ была дезинтоксикация. Практически каждому пациенту при поступлении в стационар назначалась ИТ, обьём которой был тем больше, чем тяжесть состояния сильнее выражена. В качестве инфузионной базисной среды использовался физраствор (0,9% кристаллоидный хлорид натрия) или 5% р-р глюкозы, 400-800 мл в/в капельно, № 2-3/сут. За время госпитализации, при ухудшении состояния пациента (утрата сознания разной степени глубины, прогрессирование полиорганной дисфункции), объём инфузий мог быть увеличен в 5 и более раз от первоначальных назначений. В состав инфузируемого раствора входили различные фармпрепараты примерно в следующих дозировках: хлористый калий 2,5 г/сут, гидрокарбонат натрия 3-5 г/сут, пирацетам 0,03 мг/кг, витамин «С» 50-100 мг/сут, витамины группы «В», лазикс 2 мг/кг. В схеме лечения также могли использоваться: тиосульфат натрия 0,04 мг/кг в/в, унитиол 0,05 г/10 кг в/в, сульфат магния 0,23 мг/кг в/в или в/м, никотиновая кислота 20 мг/сут и другое. С целью нейтрализации острой психопродукции и бессонницы прописывались нейролептики, чаще галоперидол 20-30 мг/сут и аминазин 0,2-0,4 г/сут в/м или в/в. Самыми назначаемыми, из бензодиазепиновых транквизаторов, были: феназепам 5-10 мг/сут и седуксен (диазепам) 10-20 мг/сут, в/м или в/в.

Если рассматривать лечение АБ в междисциплинарном контексте, в терапии больного, помимо назначений лечащего доктора (психиатра), принимали участие врачи-консультанты. Лечебных средств, привнесённых в курсовое лечение одновременно от нескольких специалистов, было излишне много, к тому же препараты различных классов не всегда сочетались между собой. Но даже если коллегиальные рекомендации были обоснованы, едва ли верно, метаболически уязвимый организм подвергать массивному фармакологическому воздействию, поскольку полипрагмазия (полифармация), затрудняя обменные процессы, препятствует выздоровлению пациента. Результаты лечения АБ за 2003 год, в зависимости от изначального состояния метаболизма того или иного пациента, были неоднозначны.

Лечение пациентов с АБ (I-III стадии) с отсутствием алкогольного опьянения, острого психоза, энцефалопатии Вернике, корсаковского синдрома

Для проведения так называемой противоалкогольной терапии, госпитализация больных происходила преимущественно в плановом порядке. Как уже было отмечено, для метаболически непрочного организма, каким является любой пациент с АБ, ИТ представляет угрозу в виде водной нагрузки и синдрома гипергидратации, что увеличивает риск госпитальных осложнений. Меж тем при отсутствии причин, дополнительно усугубляющих нестабильное состояние дисметаболического пациента (опьянение, острый психоз, энцефалопатия Вернике, корсаковский синдром или их сочетание с ЧМТ), относительно безопасно как дезинтоксикацию, так и поддержку водно-электролитного баланса осуществлять низкомолекулярными глюкозо-солевыми растворами в умеренных объёмах.

Лечение пациента указанной подгруппы, за редким исключением, заканчивалось положительным результатом. Клиника вегетативной дисфункции наблюдалась преимущественно у представителей старшего поколения в виде учащённого пульса, гипергидроза, изменения окраски и отёчности кожных покровов, ортостатической гипотензии, нарушения мочеиспускания, дисфункции кишечника. Среди немногочисленных случаев поражения периферической нервной системы следует выделить алкогольную полинейропатию с жалобами на боль, слабость, ограничение движений в конечностях. Из объективной симптоматики полинейропатии следует указать на трофическую недостаточность, сенситивную атаксию, снижение поверхностной чувствительности в дистальных, иногда проксимальных, отделах нижних конечностей (реже верхних), а также анизорефлексию с выпадением отдельных сухожильных рефлексов.

Количество койко-дней составило в среднем 1-2 недели. Летальность отсутствовала.

Лечение пациентов с АБ (II-III стадии) до 40 лет, с возможным наличием алкогольного опьянения и/или острого психоза, энцефалопатии Вернике, корсаковского синдрома

Стандартно пациенты, рассматриваемой подгруппы, на момент поступления в стационар находятся в глубоком дисметаболическом состоянии. У отдельных больных достаточно было ввести 200-400 мл 5% глюкозы или 0,9% хлорида натрия, в/в капельно, чтобы острый психоз «развернулся» буквально в течение одной инфузионной процедуры. Если, несмотря на прогрессирование психосоматической симптоматики, парентеральные капельные инфузии не отменялись, у пациента наблюдалось дальнейшее ухудшение состояния. Соответственно, о купировании психоза говорить не приходится. На фоне системной гипергидратации (отёка мозга в частности), для достижения определённых седативных и антипсихотических результатов, приходилось назначать большие дозы бензодиазепиновых транквилизаторов. Причём наряду с транквилизаторами, в подавляющем большинстве случаев, использовались типичные и атипичные нейролептики. Неконтролируемое назначение нейролептиков, угнетающих ЦНС и истощающих дофаминовую систему, приводит к экстрапирамидным нарушениям в виде дискинезий или нейролептического синдрома. По мере усиления отёчного синдрома и дальнейшего нарушения метаболизма, острый психоз с большой вероятностью мог трансформироваться в клинику энцефалопатии Вернике и далее в синдром Корсакова. С целью нейтрализации гипергидратационного синдрома кроме «петлевого» диуретика (лазикса 2 мг/кг) часто, но не всегда успешно, применялся осмодиуретик (манитол 10% или 20%, 250 мл, 0,5-1 г/кг). Стабилизация гемодинамики у лиц с прогрессирующей артериальной гипотензией посредством ИТ всегда была сопряжена с рядом трудностей независимо от инфузируемой среды.

1. Глюкозо-солевые низкомолекулярные растворы (кристаллоиды и 5% глюкоза) не способны обеспечить адекватную коррекцию ОЦК и АД у больного с высокой капиллярной проницаемостью. В равной мере это касается подобных сред, выступающих и в роли растворителя для в/в введения кортикостероидов (преднизолона 5-10 мг/кг, дексаметазона 0,5-1 мг/кг), дофамина 2,5-10,0 мг/кг, других фармпрепаратов.

2. Альбумин 10% или 20% из-за малой величины молекулы и высокопроницаемости микрососудов, оказавшись в интерстициальном пространстве, сам начинал привлекать воду во внесосудистый сектор.

3. Декстраны (5% полиглюкин или 10% реополиглюкин) опасны своими известными недостатками:

-блокируя РЭС, ослабляют защитные свойства организма;

-вызывают торможение синтеза альбумина, который является основой для поддержания онкотического давления плазмы и стабильности АД;

-по причине мощного «плазмоэкспандерного» эффекта не показаны лицам с явной или скрытой сердечной недостаточностью;

-обладая высокой вязкостью, способствуют дальнейшему ухудшению микроциркуляции и развитию ятрогенных осложнений, скажем, нефроза («декстрановой почки») [11].

50

Опять-таки следует напомнить, что достижение нормальных показателей АД, ЧСС и темпа диуреза у метаболически тяжёлого пациента за счёт в/в инфузий совсем не означает полноценное восстановление питания и оксигенации тканей (ранее уже говорилось о неадекватной тканевой перфузии). Так что нормализация АД с помощью ИТ у дисметаболического больного с АБ - это, скорее всего, не более чем псевдокоррекция гемодинамики. Положительный эффект от проводившейся в это же время сердечно-сосудистой и антибактериальной терапии был также сомнителен.

Среди ранних осложнений можно отметить стойкую бессонницу и увеличение продолжительности выхода больного из состояния психоза. При полинейропатии, в результате снижения физической активности, больной иногда утрачивал бытовую независимость настолько, что был не в состоянии обслуживать себя самостоятельно. В структуре наиболее опасных осложнений стоит отметить синдром Корсакова (полиневритический психоз), обычно развивающийся постепенно в результате массивного длительного употребления алкоголя и его суррогатов. Впрочем, на фоне ИТ, чаще начало острое с высокой температурой, вслед за делирием. Корсаковский синдром может сопровождаться судорогами, в том числе генерализованным эпиприпадком. Для него характерны: амнезия с неспособностью фиксировать события (текущие и на период, предшествующий заболеванию), дезориентировка или ложная ориентировка в месте и времени. Избирательно страдает память или речь. В итоге всё может закончиться парезами, параличами, контрактурами, а в отдельных случаях слабоумием - терминальной стадией алкогольной деменции. Меж тем известно, что подобные остаточные расстройства более других свидетельствуют о худшем прогнозе для восстановления бытовой, социальной и профессиональной деятельности, кроме того, являются признаками плохой выживаемости больного.

Количество койко-дней составило в среднем 2-3 недели. Отмечалось 17 летальных случаев.

Лечение пациентов с АБ (II-III стадии) 40 лет и старше, с возможным наличием алкогольного опьянения и/или острого психоза, энцефалопатии Вернике, корсаковского синдрома

Речь идёт о контингенте больных с крайней степенью дисметаболизма, нарушением деятельности всех органов и систем. В связи с чем нет ничего странного в том, что ежедневная объёмная ИТ способствовала как росту гипергидратации и углублению дисметаболизма, так и быстрому ухудшению психосоматики, появлению полиорганных осложнений. Купирование психопродукции и бессонницы осложнялось. Назначение психоактивных препаратов в больших дозах провоцировало их побочные действия в виде вегетативных, пирамидных и экстрапирамидных нарушений, особенно у людей немолодого возраста. Нельзя не сказать и о некоторых спорных моментах использования мочегонных средств у лиц с грубым нарушением метаболизма. Осмодиуретик, казалось бы, вводившийся для извлечения жидкости из отёчных тканей, однако в силу своей низкой молекулярности и повышенной проницаемости капилляров, оказавшись в интерстициальном пространстве, сам начинал «оттягивать» на себя воду и растворённые в ней вещества из сосудистого русла. Тем самым препарат вызывал обратный эффект, способствуя дальнейшему усилению гиповолемии и отёку органов. В таких обстоятельствах самый тщательный контроль над диурезом пациента вряд ли может отобразить истинное состояние гидробаланса, так как учесть точное количество жидкости, которая депонируется интерстициально и внутриклеточно, практически невозможно. Однако, невзирая на задержку больших объёмов воды в интерстициально-клеточном пространстве, будем наблюдать клинику обезвоживания: сухость слизистых, тахикардию, низкое АД, олигурию, поскольку у метаболически тяжёлого больного нет адекватной перфузии, полноценное питание и оксигенация тканей

52

отсутствуют. Очевидно, это та необычная ситуация, когда отёк органов и систем существует одновременно с признаками псевдообезвоживания! Потому, назначая ИТ тяжёлому больному вроде бы с явной картиной обезвоживания, необходимо учитывать скрытую задержку жидкости в тканях. Инфузируемые вода и субстраты, экстравазируясь в интерстициальное пространство, моментально усилят, уже имеющиеся в той или иной степени, гиповолемию, гипергидратацию и дисметаболизм.

Довольно частым итогом лечения становилась мультисиндромальная несостоятельность. На фоне органной патологии отмечались случаи полинейропатии, энцефалопатии Вернике с депрессивной симптоматикой и снижением активности пациента в повседневной жизни. Нередким осложнением был как сам синдром Корсакова с когнетивными и моторными дефектами, так и самое грозное его проявление - печёночная кома. Для комы характерны: утрата сознания, невозможность словесного контакта, на болевые раздражения реакция снижена либо отсутствует. Нет открывания глаз, зрачки, в зависимости от глубины коматозного состояния, узкие или широкие. Корниальные рефлексы и реакция на свет ослаблены, на заключительных этапах комы - исчезают полностью. Общая гипо- или акинезия. Сухожильные рефлексы вялые с положительными патологическими знаками, а при дальнейшем торможении структур мозга, соответственно, угасают вовсе. При этом кожа и слизистые холодные. Границы сердца увеличены, сердечные тоны глухие, пульс аритмичен, АД неуклонно падает. Дыхание поверхностное, может быть патологическое дыхание Чейн-Стокса. По причине токсического гепатита и застойных явлений в воротной вене, границы печени расширены. Контроль над тазовыми функциями отсутствует, поэтому возможны непроизвольное мочеиспускание и акт дефекации. Концентрация билирубина увеличена до двух и более раз. Всегда высокие показатели трансаминаз.

Количество койко-дней составило в среднем 3-4 недели. Отмечалось 39 летальных случаев.

Учитывая, что в 2003 г. основные цели терапии (дезинтоксикация, поддержание адекватного кровоснабжения систем организма, коррекция обмена веществ, предотвращение полиорганной недостаточности и многое другое) были достигнуты не всегда, необходимо констатировать:

-среднее количество койко-дней составило не менее 3-4 недель;

-общая летальность - 5,1% (на 1093 пролеченных пациента приходится 56 смертельных случаев).

Тактика ведения пациентов с АБ в 2008 г. (с преобладанием ЭТ)

Лечение пациентов с АБ (I-III стадии) с отсутствием алкогольного опьянения, острого психоза, энцефалопатии Вернике, корсаковского синдрома

Во многом тактика терапии соответствовала принципам лечения больных данной подгруппы в 2003 г.. Наряду с этим, при проведении фармакологической терапии более широко применялись анксиолитики, сфера клинического применения которых направлена, прежде всего, на улучшение метаболизма больного. Основным препаратом выбора был отечественный препарат мексидол 125-250 мг/сут. В настоящее время имеется необходимая доказательная база, подтверждающая высокую антиоксидантную, антигипоксантную и мембранопротективную эффективность, а также хорошую переносимость этого лечебного средства. Успешно использовались и препараты нейрометаболического типа действия. Актовегин был наиболее назначаемым из упомянутой лекарственной группы. За счёт активации нейронов и микрососудов, находящихся в состоянии функционального покоя, актовегин способствует улучшению микрогемодинамики и регрессу когнетивных расстройств. Контроль гипераммониемии наиболее успешно осуществлялся Гепа-Мерцем («Мерц» Германия), порошок на 200 мл воды.

Нейрохимические аспекты указанного фармсредства способствуют выработке инсулина, соматотропного гормона и коррекции белковой недостаточности. Имеет смысл отметить тенденцию к сокращению объёма ИТ при лечении тяжёлых дисметаболических пациентов во II-III стадиях АБ. На протяжении всего периода наблюдения у больных подгруппы отмечались осложнения с минимальной инвалидизирующей симптоматикой.

Среднее количество койко-дней составило не более недели. Летальность отсутствовала.

Лечение пациентов с АБ (II-III стадии) до 40 лет, с возможным наличием алкогольного опьянения и/или острого психоза, энцефалопатии Вернике, корсаковского синдрома

Для больного подгруппы, на момент поступления в стационар, свойственна крайняя дисрегуляция метаболического статуса. Отчего необходимо срочное введение жидкости с целью коррекции водно-электролитного баланса и дезинтоксикаци. Вместе с тем, учитывая вышеизложенное теоретическое обоснование несостоятельности ИТ в терапии лиц с выраженным дисметаболизмом, подвергать пациента с АБ объёмной водной нагрузке небезопасно. В этой связи вместо нефизиологичного в/в инфузирования, в 2008 г. применялся более естественный для организма способ введения лечебно-питательных растворов - пероральный. Давалось обильное питьё в объёме не менее 1,5-2,0 л/сут, часто, небольшими порциями: регидрон (один порошок на литр воды), столовая минеральная вода («Карачинская», «Омская»), Гепа-Мерц. Больному в состоянии комы, используя специальные приспособления (трубочки, шприцы и т.д.), жидкие оральные средства вводились с помощью частичного сипинга. Оральное поступление растворов способствовало как профилактике и лечению энтеральной недостаточности, так и восстановлению гомеостаза вообще. Кстати, чем дисметаболизм был сильнее выражен, тем очевидней терапевтическое превосходство ЭТ над ИТ.

В начале лечебного курса, во избежание разрушительного воздействия внутрисосудистых вливаний на нестабильный метаболический статус больного, фармпрепараты в основном применялись в/м или в таблетированном виде. Причём если в остром периоде болезни ИТ проводилась, то в умеренном объёме (100-200 мл/сут.) на протяжении не более 1-3 дней, под контролем элементарных витальных признаков. Для инфузий главным образом использовался 0,9% хлорид натрия, реже 5% глюкоза. При неблагоприятном течении болезни, принимая во внимание непрочность структурно-функционального состояния пациента, использовался болюсный метод в/в введения, объёмная же ИТ полностью исключалась из курса лечения. В схему терапии входили те или иные церебропротекторы и антиоксиданты. По преимуществу, назначались следующие препараты: актовегин 100-400 мг/сут, церебролизин 1-2 г/сут, мексидол 125-250 мг/сут, кортексин 5-10 мг/сут, цитофлавин 10 мл/сут, методоксил 600-900 мг/сут, тиоктацид 600 мг/сут. Лекарственные средства данного ряда, повышая вазоматорную активность, устойчивость клеточных структур к токсическому воздействию алкоголя, позволяют улучшить когнетивные параметры мозга, отсрочить развитие алкогольной деменции. Проводилась массивная витаминотерапия (витамины группы «В», недостаток которых всегда испытывают пациенты с АБ, давались в больших дозах). Средства с диуретическим эффектом, в особенности осмодиуретики, практически не применялись. В качестве энтеросорбента в основном использовался активированный уголь (2-4 таблетки, № 3-4/сут), реже сорбитол, энтеросгель. Для стимуляции пропульсивной деятельности кишечника, механического удаления токсинов и балластных веществ прописывались очистительные клизмы (500-700 мл водного раствора натрия хлористого, № 1-2/сут). По мере возможности, с целью более эффективной нормализации работы кишечника, в клизме использовали лактулозу, дюфалак. Для уменьшения клинических проявлений полинейропатии применяли физиопроцедуры (амплипульс № 5-7). Терапия медикаментозным сном достаточно быстро приводила как к субъективному, так и объективному улучшению состояния больного. Чем клиническая картина психоза была типичнее, тем его купирование с помощью сна результативнее. Признаки опьянения исчезали в течение первых суток, улучшалось и качество самого сна. В подавляющем большинстве медикаментозный сон обеспечивался с помощью транквилизаторов: седуксена, сибазона (диазепама) 5-10 мг/сут, в/м или в/в болюсно. В случае тяжёлого психоза приходилось прибегать к использованию нейролептика, а конкретно: галоперидола 0,5%, 5 мг/сут или аминазина 2,5%, 0,1 г/сут, в/м или в/в болюсно. Нейролептик старались применять однократно, в дозах, позволяющих лишь ускорить момент засыпания. Для закрепления положительного эффекта медикаментозного сна на короткое время назначались транквилизаторы в минимальных дозировках. По мере исчезновения психопродуктивной симптоматики, психоактивные средства старались исключить из дальнейшего лечения. Соответственно, проблема, связанная с побочным действием антипсихотической терапии, теряла свою актуальность.

Немногочисленные сочетанные осложнения преимущественно регистрировались среди особо тяжёлых запущенных случаев АБ. Количество койко-дней при лечении больных данной подгруппы в среднем составило одну неделю. Летальный случай один (скоропостижная смерть пациента в приёмном покое). При концентрации в крови алкоголя до 4-6‰ возможно алкогольное отравление. При тяжёлой алкогольной интоксикации от токсического воздействия страдают, прежде всего, регуляторы сосудистой системы, ретикулярные механизмы ствола мозга и гипоталамической области. Кровь резко отливает от периферических сосудов, депонируясь во внутренних органах. В результате фоновое АД снижается до коллапса. Регистрируется нарушение ритма сердечной деятельности (фибрилляция), что может стать непосредственной причиной смерти больного. Дыхательный центр, вследствие токсического воздействия алкоголя, вначале угнетается, а затем парализуется. Нередко паралич дыхания наступает раньше остановки сердца.

Лечение пациентов с АБ (II-III стадии) 40 лет и старше, с возможным наличием алкогольного опьянения и/или острого психоза, энцефалопатии Вернике, корсаковского синдрома

В комплексном лечении больных с крайне нарушенным метаболическим статусом использовались фармпрепараты приблизительно с тем же, ноотропным, антивазоспастическим и антиапоптическим механизмом действия, в аналогичных дозировках (что и у представленной выше подгруппы пациентов до 40 лет). Кроме этого, в терапии неизменным оставалось применение медикаментозного сна, а также оральных лечебно-питательных растворов (1,5-2,5 л/сут) в виде дробного питья. Пациентам, длительное время прибывающим в тяжёлом состоянии с нарушением сознания и ограниченной способностью самостоятельно принимать пищу, пытались обеспечить зондовое питание. Через эластичный зонд вводилась обычная жидкая пища. Если была возможность, с этой целью применяли официнальные оральные нутрицевтики, наиболее доступным из которых был «Нутризон» («Нутриция»). При отдельных, трудно купируемых психозах и стойкой бессоннице, помимо транквилизаторов для седации приходилось назначать нейролептик, как правило, однократно. В дальнейшем, при явно положительной динамике течения болезни, необходимость в употреблении психотропных и седативных препаратов отпадала или сокращалась до минимума. Нацеленность лечения на малообъёмную ИТ или полный отказ от неё (в пользу ЭТ), плюс медикаментозный сон и курсовой приём препаратов сосудисто-метаболического действия с рациональным подбором комбинаций и дозировок - всё это уже в ближайшее время позволяло достичь отчётливого регресса соматоневрологической клиники. Если, за редким исключением, к ИТ всё же прибегали, то старались воздерживаться от использования массивных объёмов низкомолекулярных растворителей. К тому же не раньше, чем на 3-4 сутки госпитализации. Иначе говоря, спустя несколько дней от начала курса лечения, когда основные проявления заболевания были устранены. В наиболее критических ситуациях предпочтение отдавалось реамберину, причём способ его введения менялся кардинально. Когда реамберин вводился не в/в капельно, а давался в виде питья, его терапевтическая значимость заметно возрастала. С этой целью 200 мл 1,5% стандартного раствора разводили водой до одного литра. Фармакологический профиль данного лечебного средства позволяет успешно восстанавливать энергетический потенциал клеточных структур, газовый и кислотно-основной состав крови, активировать ферментативные процессы.

В ходе лечения фиксировались случаи нарушения сна, затруднения купирования психопродуктивной симптоматики, ухудшение клиники полинейропатии. Изредка наблюдалась энцефалопатия Вернике, иногда переходящая в корсаковский синдром с последующей когнетивной дисфункцией и стойкими соматоневрологическими дефектами. Среди полиорганной патологии имела место алкогольная кардиомиопатия (КМ). При КМ отсутствует, характерная для стенокардии, связь между появлением болевых ощущений и физической нагрузкой, не возникает эффекта от приёма нитратов, нет приступообразности боли. В то же время возможно развитие острой левожелудочковой недостаточности с параксизмальной мерцательной аритмией, что всегда опасно гибелью больного.

Количество койко-дней в среднем составило не более 1-2 недель. Было три летальных случая.

Если суммировать результаты лечения пациентов из группы сравнения, то, благодаря инновационному подходу, к 2008 г. удалось получить положительную динамику и показать статистически значимые показатели:

-среднее пребывание больного в стационаре сократилось до 1-2 недель;

-общая летальность снизилась до 0,4% (на 1090 пролеченных пациентов приходится 4 смертельных случая).

Результаты исследования

В настоящем обзоре, в форме обобщённого собственного опыта, представлены сравнительные результаты лечения АБ за два года (2003 и 2008 г.г.). Проведённое исследование оказалось успешным даже на таком отягощающем фоне, как жёсткий лимит денежных ресурсов и лечебно-питательных средств, отсутствие специально подготовленного персонала для интенсивной терапии и должного лабораторно-аппаратного обеспечения.

По нашим данным, преобладание в терапии больных алкоголизмом оральной поддержки водно-электролитного баланса (то есть ЭТ) с максимальным сокращением или полным отказом от ИТ, позволило к 2008 г. госпитальную летальность снизить в 12,75 раз!, по сравнению с 2003 г., когда преимущество было за в/в инфузиями (табл. 1).

Таблица 1

Результаты лечения больных с АБ за 2003, 2008 гг.

Год	Общее количество пролеченных пациентов	Время пребывания в стационаре, койко/дни	Госпитальная летальность	
			количество умерших	летальность, %
Преобладание классической ИТ, 2003 г.	1093	От 14 до 30	56	5,1%
Преобладание оральной поддержки гидробаланса, 2008 г.	1090	От 7 до 14	4	0,4%

Положительный опыт лечения АБ успешно использовался и при других классах заболеваний, например, в терапии больных:

-с хронической соматикой (особенно успешно у лиц немолодого возраста);

-с наркотическими и лекарственными интоксикациями (ранними и поздними дискинезиями, нейролептическим синдромом).

При снижении общего количества внутрисосудистых инфузий на 56,1% (речь, прежде всего, идёт о низкомолекулярных глюкозо-солевых растворах), госпитальная летальность в больнице к 2008 г. снизилась на 75,4%, то есть по сравнению с 2003 г. стала в четыре раза меньше (табл. 2).

Таблица 2

Взаимосвязь общего количества инфузий и летальности за 2003, 2008гг.

Год	2003 г.	2008 г.	Величина показателей 2008 г. к уровню 2003 г., %
Количество пролеченных больных, чел.	5543	5778	104,2%
Общее количество в/в капельных инфузий, шт.	21105	9256	43,9%
Общая госпитальная летальность по всем нозологиям, чел.	160	41	25,6%
Летальность, %	2,89%	0,71%	Уменьшилась в 4,1 раза!!!

Определённый интерес представляет взаимосвязь между состоянием метаболизма пациента, возрастом и тактикой лечения. Для большей наглядности оценивались результаты терапии больных, получившие курс лечения в отделениях невроза и геронтологии. С одной стороны, рассматривался геронтологический контингент всецело состоящий из лиц преклонного возраста, а с другой - пациенты из отделения невроза с

61

относительно сохранным метаболизмом, в основном молодого и среднего возраста. Результаты говорят сами за себя. Несмотря на то, что по данным отделения невроза количество внутривенных инфузий в 2008 г., по сравнению с 2003 г., увеличилось, составив 108,3%, тем не менее, летальность, по-прежнему, отсутствовала. В геронтологическом же отделении, при снижении в 2008 г. общего количества парентеральных инфузий на 90,6%, смертность снизилась на 73,0% (табл. 3).

Таблица 3

Неравнозначность влияния ИТ на результаты лечения пациентов с разными уровнями нарушения метаболизма за 2003, 2008гг.

Год	Геронтологическое отделение (женское)		Отделение неврозов	
	Общее количество капельных инфузий,шт.	Госпитальная летальность, чел.	Общее количество капельных инфузий, шт.	Госпитальная летальность, чел.
2003	4418	74	2124	нет
2008	417	20	2300	нет
Отношение показателей, %	9,4%	27,0%	108,3%	-

Выводы

Согласно полученным результатам исследования, основной заслугой положительного исхода лечения дисметаболических состояний является, прежде всего, эффективная коррекция метаболического статуса пациента, позволяющая:

-внести существенный вклад в методические рекомендации по лечению дисметаболических состояний не зависимо от класса нозологии (в частности, ЧМТ, шока, алкоголизма и многое другое);

-профилактировать тяжёлое состояние больного, поступающего в лечебное учреждение с умеренной или средней тяжестью;

-сократить сроки лечения;

-минимизировать проблему полипрагмазии (полифармации);

-заметно уменьшить число ятрогенных осложнений и во многом благодаря этому решить проблему «ятрогении» в здравоохранении, а значит сократить и количество судебных прецедентов;

-достичь значительного снижения летальности;

-оптимизировать нагрузку на медицинский персонал;

-пересмотреть показания не только для орального, но и парентерального клинического питания, что послужит основанием для наиболее эффективного использования лечебно-питательных продуктов (нутрицевтиков);

-экономно рассчитать силы и средства лечебного учреждения (в том числе за счёт сокращения эксплуатации дорогостоящей медицинской аппаратуры);

-обеспечить безопасность пациенту, тем самым повысив социально-экономическую значимость медицины в целом.

Результаты исследования, продемонстрированные здесь, подтверждают успешность представленной тактики терапии, а потому справедливо заслуживают дальнейшего всестороннего и тщательного изучения.

Литература

1. Алкоголизм в России // Википедия [электронный ресурс] - Режим доступа - URL: http://ru.wikipedia.org/wiki/Алкоголизм_в_России (дата обращения 10.08.2013).

2. Авруцкий Г.Я., Невуда А.А. «Лечение психиатрических больных», изд. Медицина, 1988. 423.

3. Буркин М.М., Гаранская С.В. «Основы наркологии», Петрозаводск, 2002. 107, 108, 113, 127.

4. Краткий справочник по клиническому питанию, Нутриция, 2009. 11, 20.

5. Мазуркевича Г.С., Багненко С.Ф. «Шок», руководство для врачей, ред. Политехника, С.-П., 2004. 31, 154, 274, 493.

6. Мамедов М.Н. «Метаболический синдром в России», Москва, изд. «Известия», 2011. 12.

7. Метаболический синдром // Википедия [электронный ресурс] - Режим доступа - URL: http://ru.wikipedia.org/wiki/Метаболический_синдром (дата обращения 14.10.2010).

8. Метаболический синдром // Здоровье @ Mail.ru [элекронный ресурс] Режим доступа - URL: hпаttp://health.mail.ru/disease/metabolicheskii_sindrom/ (дата обращения 09.09.2013).

9. «Основы анастезиологии и реанимации», ред. Кохно В.Н. Сибирская медицинская книга. 2007. 207.

10. Савицкая И.Б. и др. «Эффективность препарата «мексидол» у больных с сочетанной черепно-мозговой травмой», журнал «Вестник интенсивной терапии», 2012. 3: 23.

11. Смертность при злоупотреблении спиртными напитками // Посольство медицины [электронный ресурс] - Режим доступа - URL: http://www.medicus.ru/narcology/patient/smertnost-pri-zloupotreblenii-spirtnymi-napitkami-22143.phtml (дата обращения 20.02 13).

12. Фомичёв В.А. «Основы инфузионной терапии», учебно-методическое пособие. Новосибирск, 2006; 32 с.

13. Танашян М.М. и др. «Хронические цереброваскулярные заболевания на фоне метаболического синдрома», «Журнал неврологии и психиатрии имени С.С. Корсакова», 2013 №11; 25 с.

14. Шувалов А.Б. «Безумные грани таланта», Москва, 1913, 72 с.

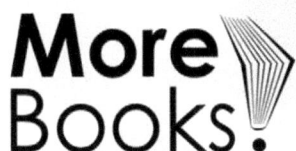
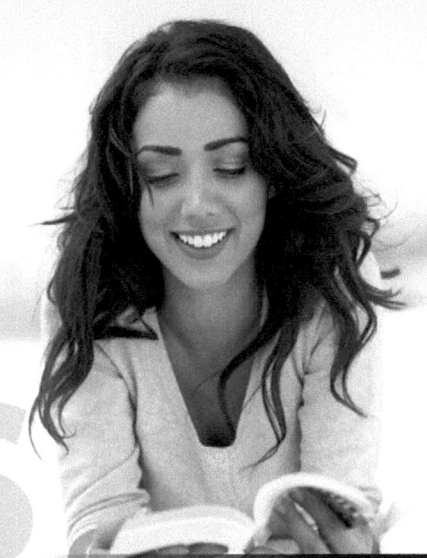
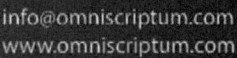
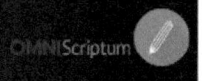

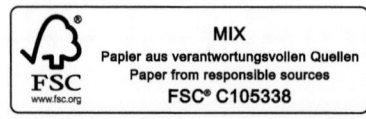
Printed by Books on Demand GmbH, Norderstedt / Germany